LA SANTÉ PAR LA BONNE CUISINE

LA CUISINE DES MALADES

ET DES CONVALESCENTS

LA
CUISINE DES MALADES

ET
DES CONVALESCENTS

RECETTES CULINAIRES ET CONSEILS HYGIÉNIQUES

PAR

ANDRÉ LOUIS

EX-CHEF DE CUISINE DU ROI DE HANOVRE

Avec le concours du **Docteur N*****,

LAURÉAT DE LA FACULTÉ

MANUEL PRATIQUE

DONNANT LA RECETTE
DE TOUS LES METS ET DE TOUTES LES BOISSONS
QUI PEUVENT ÊTRE AVANTAGEUSEMENT OFFERTS
AUX PERSONNES DÉLICATES, MALADES OU CONVALESCENTES

SUIVI D'UN INDEX ALPHABÉTIQUE

PARIS

M^{ce} DREYFOUS ET M. DALSACE, ÉDITEURS

20, RUE DE TOURNON, **20**

PRÉFACE DU DOCTEUR

On n'a pas tous les courages, et j'en suis un exemple.

J'ai maintes fois, et plus particulièrement lorsque j'étais interne dans les hôpitaux de Paris, affronté les dangers des épidémies et des contagions, et je crois que, si j'étais sur le champ de bataille, je ne serais pas plus poltron qu'un autre. Mais je n'ose pas affronter un danger plus grand que tous les autres : le ridicule. Or, pour un médecin, signer un livre de cuisine serait le ridicule irréparable. Voyez-vous quelle situation je me ferais, parmi mes doctes confrères et jusque dans ma clientèle même, à partir du jour où les malins pourraient dire en me montrant du doigt :

« Ça, c'est le Docteur un tel, l'illustre auteur d'un livre de Cuisine, où les recettes, les « dressez et servez chaud » reviennent à chaque page.

Allez donc ensuite, avec une réputation aussi comique, vous présenter devant l'Académie de Médecine pour lui faire de savantes communications ! J'y ai déjà passé plusieurs fois, je connais nos grands hommes, et je vois d'ici l'air dont ils m'écouteraient.

A plus forte raison serais-je un objet de risée et la proie de mes confrères moins haut placés.

Quant aux clients, qui prennent les airs solennels et la réputation de gravité pour le sérieux, ils perdraient toute confiance en mon humble savoir.

J'aurais beau leur dire que la formule d'un médicament n'est pas plus noble que celle d'un mets réparateur, qu'une recette n'est qu'une formule, et réciproquement, ils ne m'en prendraient pas moins pour un être léger et sans conséquences.

Et si je leur nommais le collaborateur qui s'est chargé de la partie purement culinaire et exactement technique, et si je leur vantais ses mérites ; si je leur disais comment, après avoir exercé son art dans une de nos Maisons de Santé les plus haut cotées, il est parvenu à la haute situation de chef dans un restaurant de premier ordre, je serais définitivement disqualifié dans le *monde médical et, par contre-coup, dans celui dont se compose ma clientèle.*

Non seulement, dirait-on, le Docteur Un Tel compromet la Faculté en faisant des livres indignes de « notre docte compagnie », mais encore il nous déshonore en s'alliant avec un vil marmiton dénué de latin, voire même, sans doute, d'orthographe. Et pourtant, je crois faire ici œuvre de médecin et rien autre chose. J'ai la conviction de remplir sous une forme très précise l'une des fonctions les plus utiles de mon état.

Mais puisque, pour les gens sérieux, signer un livre de Cuisine peut sembler un acte de mauvais goût, je me décide, sans regrets d'ailleurs, à prendre le masque de l'anonyme et me contente de faire de mon mieux, en contrôlant, par tout ce que peut me donner d'utile l'expérience d'une pratique médicale déjà longue, hélas! les bons avis culinaires de mon collaborateur.

Je ne prends directement la parole que pour placer ici, et en peu de mots, quelques réflexions d'intérêt général.

Et, avant tout, en principe, n'oubliez jamais, lorsque vous êtes en présence d'un malade ou d'un convalescent, que ce n'est ni le malade ni le convalescent que vous avez à nourrir. C'est la maladie présente ou passée.

Suivant ce que le patient absorbera, le mal augmentera, reparaîtra ou disparaîtra.

Dans un corps affecté d'une infirmité quelconque, c'est à l'infirmité que s'adresse d'abord la force d'action des aliments. Le reste n'est atteint qu'en deuxième ligne.

Bien ou mal nourrir un malade, c'est donc aggraver ou améliorer son état.

Il est donc absurde de répéter, avec les bonnes femmes et les gens trop lâches pour résister aux caprices de ceux qu'ils soignent, que « tout ce qui fait plaisir est bon à donner ».

Les gastralgiques, par exemple, sont d'autant plus friands de salades et de mets épicés que l'excitation qui résultera de leur absorption donne plus d'énergie accidentelle aux organes digestifs. Le résultat immédiat et direct les trompe. Il se produit, en effet, un supplément de vigueur, qui donne un premier résultat, bon en apparence. Mais les organes, ayant donné une force qu'ils n'ont pas en réalité, se retrouvent, bientôt après, affaiblis, épuisés, hors d'état de fonctionner, sans être exaspérés par des procédés artificiels. Bientôt on se voit forcé d'augmenter les doses des excitants, on surmène l'appareil digestif, et, en peu de temps, la machine tout entière est détraquée irréparablement.

PRÉFACE

Voudriez-vous faire courir un homme qui a la jambe cassée et croyez-vous que si, par un moyen quelconque, vous y pouviez parvenir, — et, dans les cas extrêmes, on y arrive, — croyez-vous, dis-je, que par là vous auriez raccommodé sa jambe? Non, n'est-ce pas. Eh bien! pourquoi voulez-vous tenter la même opération sur un autre organe? Est-ce parce qu'il est à l'intérieur du corps? Si oui, raisonnez une minute et répondez-vous à vous-même.

Un homme est-il atteint d'un mal que certain médicament aggraverait? Oseriez-vous lui faire avaler des substances qui contiennent à des doses diverses sous forme d'aliments les mêmes éléments chimiques que ce que le pharmacien ne lui donnerait pas? Concluez vous-même.

L'alimentation du malade n'est autre que la pharmacie bue ou mangée. Excusez l'expression appliquée aux besoins courants de la vie. Si vous faites de la mauvaise pharmacie, vous produirez de la mauvaise médecine.

Si vous faites de la cuisine contraire aux besoins de la maladie, vous ferez de la médecine encore plus mauvaise.

En réalité nous ne sommes sur bien des questions pas plus avancés que du temps de Molière et de ses docteurs à bonnets pointus. Il n'y a qu'une vérité en médecine c'est l'hygiène. Tout le reste n'est qu'expédients et n'est très souvent qu'effets d'imagination.

Si vous saviez combien de fois les médecins consciencieux ordonnent des pilules de rien du tout et de l'eau de rien de plus, et en obtiennent de bons résultats pourvu que l'alimentation du malade ne contrarie pas ce traitement négatif, vous seriez édifiés.

C'est donc sur la pharmacie culinaire, sur l'organisation et le choix des repas que reposent pour une large part, — la plus large peut-être, — les chances de guérison ou les chances d'aggravation de l'état des malades et, chose bien plus importante, que reposent aussi les chances de rechutes des convalescents.

Dire quels sont les principes généraux qui doivent régler le mode d'alimentation suivant l'état de santé de chacun serait faire incursion dans le domaine médical et ceci serait trop compliqué et fort dangereux pour le lecteur.

Un de mes amis qui déteste cordialement les médecins disait un jour : « Pour les malades il n'y a rien de plus dangereux que les médecins, si ce n'est les livres de médecine. » Sur ce second point, en tous cas, je suis de son avis. Je réserve le premier cas. Mon titre de médecin m'y oblige.

En fait usuel, c'est à la garde-malade qu'il appartient d'interpréter avec intelligence les prescriptions alimentaires du docteur.

Ce qu'elle cherchera le plus souvent, dans le petit livre que voici, ce qu'elle y trouvera le plus volontiers, ce sont les moyens de faire manger les malades ou convalescents, chez qui l'appétit a besoin d'être réveillé ou soutenu, et dont les caprices inattendus rendent toute alimentation difficile.

On se creuse la cervelle pour imaginer quelque mets réparateur que le patient consente à ingurgiter, on ne sait par quel artifice vaincre ses dégoûts, ni comment remplacer telle ou telle nourriture contraire à ses besoins. Et cet aliment nuisible, il l'exige avec une impatience d'autant plus grande qu'il se sent incapable d'absorber autre chose. Si, grâce à un répertoire varié de recettes, on est en mesure de lui proposer toute autre chose qui puisse lui plaire, on fait taire ses exigences malencontreuses, on lui donne pleine satisfaction et on le nourrit utilement.

Or, dans la maladie, et surtout dans la convalescence, nourrir son malade d'une façon profitable est souvent le principal moyen de guérison.

Cela est si vrai que nous autres, médecins, nous

sommes obligés de déterminer d'une façon générale ce que le malade doit ou ne doit pas boire et manger. C'est l'A B C de la plupart des consultations.

Les uns prennent la question de très haut et se contentent de généralités; les autres, plus soigneux, plus méticuleux, si vous voulez, plus consciencieux peut-être, vont jusqu'au bout et ne rougissent pas de donner des conseils purement culinaires.

Ce que ceux-ci font dans leur cabinet ou au chevet de leurs clients, j'ai osé le faire ouvertement ici. Tout comme j'eusse collaboré avec un pharmacien s'il s'était agi d'une étude sur des préparations de médicaments, j'ai collaboré avec un cuisinier, là où il s'agissait de préparations culinaires.

Et je prétends avoir en cela fait œuvre de médecin et une œuvre qu'aucun médecin n'avait eu jusqu'ici le courage de faire.

On trouvera donc, à leur place, au cours de ce petit livre ici quelques avis d'intérêt général que le médecin peut ne pas songer à donner et qui de plus permettront à chacun de tirer le meilleur parti possible de nos recettes, selon les cas particuliers du patient et les recommandations spéciales du docteur.

Docteur N***
Lauréat de la Faculté.

LA CUISINE DES MALADES

ET DES CONVALESCENTS

PREMIÈRE PARTIE

DES ALIMENTS EN GÉNÉRAL

DES REPAS

Quelques conseils sur les repas : Leur ordre. — Leur nombre. — Leur régularité. — Quantité des mets. — Variétés des mets. — Apéritifs. — Digestifs. — Habitudes et répulsions.

Ordre des repas. — On doit se guider, pour régler les repas des malades et des convalescents, à la fois sur leurs anciennes habitudes et sur leur état actuel ; il se peut souvent que les anciennes habitudes, à cause de la position, de l'âge, des exigences de la vie, n'aient pas été très sensées ou très hygiéniques ; néanmoins, il faut en tenir compte, et, à moins qu'elles ne fussent absolument pernicieuses, ne pas essayer de les transformer ou de les contrarier de vive force ; plus que n'importe

1.

quel organe, l'estomac se règle sur l'habitude ; non seulement l'estomac est routinier, mais il est capricieux : il faut donc l'observer, et lui obéir ; en un mot, il ne faut pas, à la suite d'une maladie, bouleverser, sous prétexte de nouveau régime à essayer, l'ancien ordre des habitudes, à moins, il faut le redire, d'une nécessité absolue.

Leur nombre. — En principe, trois repas par jour suffisent ; deux repas seraient trop espacés, car, par leur distance même, le malade aurait souvent l'estomac vide, ce qui peut occasionner des faiblesses, des prostrations ; ou souvent encore le malade, affamé, absorbe trop de nourriture, ce qui provoque des digestions difficiles ; quant à ce préjugé qui consiste *à attendre qu'on sente* que la digestion est faite avant de prendre un autre repas, il est erroné. Si la digestion est lente, il faut l'activer par des moyens quelconques, mais cette attente, épuisant le malade, ne fera qu'augmenter la faiblesse de la digestion.

Voici donc, à des exceptions près, le nombre à adopter : le matin, dès le réveil, une infusion aromatique, thé, café au lait, une tasse de lait, chocolat, potage léger, accompagné, à l'occasion, d'une tartine de biscuit, petit pain grillé, c'est-à-dire d'un pain ou gâteau sec qui ne fasse pas *éponge,* suivant le terme vulgaire mais exact ; de onze heures à midi, le déjeuner ; de six à sept, le dîner ; il n'est guère prudent de retarder celui-ci, car les maladies augmentent d'intensité dans la nuit, et il est préférable que la digestion ne vienne pas encore les aggraver.

Si l'état du malade exige une alimentation très légère, laquelle dans ce cas est liquide, lait ou bouillon, le nombre de trois repas devient insuffisant; on peut espacer les liquides d'heure en heure, suivant l'état, l'àge et les facilités de digestion du malade.

Régularité des repas. — Il est nécessaire de tenir compte des heures auxquelles les médicaments doivent être pris, ainsi que des crises ou accès qu'une maladie peut provoquer, mais dès que les heures sont fixées, la régularité s'impose, car en général tout malade ou convalescent subit une situation d'estomac délicate, à laquelle l'irrégularité est des plus nuisibles.

Il ne faut pas s'inquiéter outre mesure des fringales, ou faims subites, que peut ressentir un malade; c'est, plus souvent qu'on ne le croit, un effet nerveux, une fausse faim : un bonbon, une pastille de chocolat, un morceau de sucre sec, ou au besoin trempé dans du rhum ou du kirsch, enfin une boisson réconfortante dissipe ces petits accidents. Même remarque du reste pour les inappétences complètes (voir plus loin, même chapitre, à Apéritifs); donc, la régularité des repas doit être toujours respectée.

Quantité des mets. — Deux plats et un dessert sont la quantité suffisante du menu d'un malade qui a quitté le régime des liquides pour le régime des aliments ; ces deux plats peuvent être, soit un potage et un mets léger : œufs, poisson, viande, soit un mets solide et un légume, enfin, le dessert, crème ou gâteau, doit être, non un superflu, mais un complément, c'est-à-dire que le dessert doit être substantiel ; un menu restreint n'est jamais nuisible ; un menu trop abondant peut le devenir.

Variété des mets. — Dans les repas des malades et des convalescents, le changement, la diversité n'est pas à dédaigner, car la monotonie écœure l'appétit, ou l'atrophie au point de provoquer le dégoût ; varier le menu d'un malade est donc utile, et faire choisir à ce malade son menu par une énumération rapide de ce qui lui est permis, encore plus utile. En ce cas, il ne faut proposer que ce qu'on est sûr de pouvoir donner sans inconvénients. Il est superflu d'ajouter que la netteté des cristaux, de l'argenterie, la blancheur du linge, un éclairage vif, sont des petits luxes à la portée de tous, et qui concourent à exciter l'appétit. Si l'état du malade permet de le changer de place, dresser une petite table dans la pièce à côté, devant le feu, devant une fenêtre. Rien n'est à négliger, à moins qu'il ne s'agisse d'éviter une fatigue. Quant à prendre les repas à la table commune, outre que souvent les heures sont contraires, peu de malades ont assez d'empire sur eux-mêmes pour résister à la vue d'aliments qui les tentent et leur sont interdits ; ceci n'est pourtant pas absolu, il est des malades qui ne mangent et ne digèrent bien qu'au milieu de la table de famille, et auxquels la distraction et la causerie tiennent lieu d'apéritifs et de digestifs.

APÉRITIFS

Emploi des apéritifs. — Le manque d'appétit vient de mille causes trop longues à énumérer, bien qu'il ne s'agisse pas ici du manque d'appétit chronique inhérent aux maladies chroniques de l'estomac ; il ne s'agit, au contraire, que du manque d'appétit accidentel, fréquent chez les malades et les convalescents. On emploie contre ce genre de manque d'appétit des apéritifs qui sont en même temps des toniques, tels que les infusions de gentiane, quassia, quinquina, rhubarbe, sirop d'écorces d'oranges amères ; quant aux apéritifs mélangés à des vins ou à des alcools, tels que vermouth, bitter, absinthe, s'ils sont imprudents en parfait état de santé, en forçant d'abord, et en faussant ensuite l'appétit, ils sont dangereux pour un malade ; et d'ailleurs il faut toujours consulter un médecin sur le choix d'un apéritif.

On procède à la confection des apéritifs à l'eau par *infusion*, c'est-à-dire une préparation à l'aide d'eau bouillante sans faire bouillir la préparation dont il s'agit ; voici les infusions apéritives les plus usitées.

Infusion de petite centaurée. — Mettre dans un

litre d'eau bouillante une poignée de fleurs de centaurée ; ôter du feu, laisser infuser douze heures, filtrer et garder sans boucher (le meilleur filtrage est à travers une serviette).

Boire une tasse de cette infusion froide une demi-heure avant chaque repas.

Infusion de feuilles d'absinthe. — Même recette en prenant cinq grammes pour un litre d'eau.

Infusion de fleurs de gentiane. — Même recette, en prenant huit grammes pour un litre d'eau.

Infusion de racine de rhubarbe. — Même recette, en prenant vingt grammes pour un litre d'eau.

Infusion de bois de quassia. — Dix grammes pour un litre d'eau.

Infusion de quinquina. — Vingt grammes pour un litre d'eau.

Eau de gentiane et de quinquina. — Faire infuser à froid, pendant douze heures, dix grammes de quinquina gris et dix grammes de gentiane, dans deux litres d'eau. — Cette préparation s'ajoute au vin au moment des repas, en mélangeant deux tiers d'eau et un tiers de vin.

Vin de quinquina au bordeaux. — Mélanger trente grammes de quinquina concassé, moitié gris et moitié rouge, dans soixante grammes d'alcool; laisser macérer vingt-quatre heures, ajouter un litre de bon bordeaux; laisser macérer huit jours, mettre en *petites* bouteilles, et boucher.

Vin de quinquina économique. — Prendre trente grammes de quinquina gris, l'infuser deux jours dans soixante-dix grammes d'alcool, mélanger à deux litres de vin rouge commun ; laisser macérer huit jours, filtrer la moitié du vin, puis remettre un litre de vin rouge sur le même marc, et filtrer au fur et à mesure pour l'usage journalier. Ce vin, moins savoureux et moins tonique, n'est pourtant pas inférieur, surtout pour des enfants.

Vin de quinquina au malaga. — Prendre quinze grammes de quinquina gris et autant de quinquina rouge, laisser macérer dix jours dans un litre de malaga, filtrer, remettre en bouteilles et boucher.

On prépare d'une façon identique le vin de quinquina au madère, au lunel, au malvoisie, au porto, etc., etc. Si l'on était sûr de la provenance de ces vins, il est évident que leurs qualités seraient excellentes, mais comme, dix fois sur douze, ce sont des préparations exécrables ou impuissantes, le simple vin de Bordeaux, est tout aussi, si ce n'est plus, profitable. — Un dernier conseil : c'est de ne jamais donner de quinquina au vin sans l'autorisation du médecin, car lorsqu'il ne fait pas de bien, il peut faire du mal.

Un apéritif dès plus simples et dont le résultat est parfois favorable, c'est tout uniment, dix minutes avant les repas, de rincer la bouche du malade avec de l'eau où l'on ajoute quelques gouttes d'essence de menthe, d'anis, à la rigueur d'eau de cologne ou d'eau dentifrice ; la langue, débarrassée d'une salive plus ou moins épaisse, redevient vivace, le goût s'éveille et avec lui l'appétit.

DIGESTIFS

Emploi des digestifs.—L'exercice est le meilleur des digestifs : une promenade à pas lents, ou, si l'on se trouve dans l'impossibilité de sortir, le simple acte d'enlever les desserts, ranger la salle à manger, suffit à activer la digestion ; autant que possible, il faut éviter l'immobilité, mais comme il est des cas où celle-ci s'impose à un malade, à un convalescent ou à un infirme, du moins faut-il l'empêcher de lire, de sommeiller après les repas, en le faisant causer ou jouer à un jeu quelconque ; enfin on peut aider l'action de l'estomac par l'emploi d'une tasse de thé, de café, de camomille, de feuilles d'oranger, ou de camomille mélangée de feuilles d'oranger et d'une pincée d'anis. L'alcool de menthe, la mélisse des Carmes se prennent aussi, à la dose d'une cuillerée à dessert dans un demi-verre d'eau, ou sur un morceau de sucre ; mais ceci, déjà plus irritant, ne convient pas à tous les estomacs. Si le médecin autorise les liqueurs, un petit verre de chartreuse, d'anisette, donnent d'excellents résultats, de même qu'un verre de Champagne, dont le principe gazeux est très hygiénique.

Habitudes. Répulsions. — Tracer un tableau des habitudes, des répulsions, des caprices, et même souvent des bizarreries de l'estomac, enfin de faits inexplicables qui se produisent sans causes apparentes, est impossible. L'habitude, la sympathie, le dégoût, la race, l'éducation, le milieu produisent des anomalies que les médecins constatent sans se les expliquer.

Une personne, comme les Anglais, accoutumée au thé dès son enfance en supportera difficilement la privation complète, et l'on peut aller plus loin sans crainte, en disant que cette suppression peut être nuisible à cette personne ; un matelot accoutumé à l'eau-de-vie, un Allemand à la bière, un Espagnol à l'eau fraîche, souffriront réellement d'un changement total. — Force est donc de tenir compte des habitudes, des répulsions, des préférences ; s'évertuer à les briser brusquement, c'est ouvrir une brèche qu'on n'est pas sûr de combler ni adroitement ni heureusement.

LES POTAGES

Bᴏᴜɪʟʟᴏɴs : conseils généraux. — Bouillons de bœuf : bouillon de bœuf simple, bouillon rapide, bouillon fortifiant, autre bouillon fortifiant, beef-tea, autre beef-thé, bouillon au bain-marie, bouillon à la péruvienne. — Bouillons de veau : bouillon de veau, bouillon de veau au cresson, bouillon de veau aux semences, bouillon rafraîchissant au mou de veau, bouillon de veau et d'écrevisses, bouillon de veau aux semences froides. — Bouillons de poulet : bouillon de poulet à l'oseille, bouillon de poulet aux semences, bouillon de poulet au naturel, bouillon de poulet concentré, bouillon de poulet à la guimauve, bouillon de poulet au lichen, bouillon de poulet aux asperges. — Bouillons de pigeon, de faisan et de pintade. — Bouillon de lapin. — Bouillon dépuratif — Tablettes de bouillon. — Bouillon aux herbes. — Bouillon de grenouilles. — Bouillon d'escargots. — Bouillon de grenouilles au sucre candi. — Bouillon de poisson. — Consommés, extraits : consommés au vin blanc, consommés à la vapeur, consommés de diverses viandes. — Panades : panades à la crème, panades au gras, panades en bouillie, panades à l'œuf, panades aux miettes, panades au vin rouge. — Potages gras : détails généraux. — Fécules indigènes. — Crème de riz au gras, crème de riz au lait, crème de riz au sucre. — Potage à l'orge perlé, potage au gruau d'avoine, potage au lait d'amandes, potage au maïs. — Pâtes d'Italie. — Fécules exotiques : potage à l'arrow-root, potage au sagou, potage aux œufs filés, potage aux œufs pochés. — Potage aux légumes verts : potage aux carottes, potage au potirons, potages aux asperges, potage aux laitues, potages à la julienne. — Potage maigres : potage velouté, potage crème de riz, potage au gruau, potage aux pâtes d'Italie.

LES BOUILLONS EN GÉNÉRAL

Le bouillon est une préparation qui consiste à dissoudre dans de l'eau, à l'aide d'une longue ébullition, les principes nutritifs d'une viande quelconque, afin de les rendre plus faciles à digérer.

Le bouillon de bœuf est le plus nourrissant de tous les bouillons, et par conséquent le plus irritant; néanmoins on n'en donne pas d'autres dans tous les hôpitaux. Il faut choisir pour le préparer un morceau de viande très fraîche, très rouge, jeune, ferme, et peu grasse, quoique provenant d'un animal gras ; ce dernier détail est parfois négligé, on oublie de se souvenir qu'un animal maigre ne peut donner qu'un bouillon sans sucs.

Les morceaux préférables sont la tranche, le gîte à la noix, la culotte, le jarret. — La dose est d'une livre de viande pour un litre d'eau ; dans un bouillon destiné à un malade, la viande doit être sacrifiée à l'excellence du bouillon, celui-ci est d'autant meilleur que la viande est plus cuite, donc le bouillon n'est à point que si la viande se sépare et se dissout comme une charpie. On peut ajouter quelques os, ou un abatis de volaille ; on peut également, si le morceau de viande de bœuf est insuffisant, l'augmenter, sans inconvénient, d'un morceau de mouton.

Le seul légume inoffensif est la carotte, qu'il faut toujours mêler, à cause de ses qualités rafraîchissantes ; pourtant, à défaut de celle-ci, une tête de laitue, ou une poignée de riz, ou encore, suivant la mode russe, six pruneaux secs, peuvent donner au bouillon les qualités rafraîchissantes indispensables.

Le céleri, le panais, les oignons, le navet, le

cerfeuil sont plus échauffants : il ne faut donc les mêler au bouillon que si le malade, *n'ayant plus de fièvre* et étant sorti du régime de diète absolue, est déjà en convalescence ; cependant, à la rigueur, si le malade trouvait par trop fade le bouillon, on peut ajouter deux poireaux, en enlevant à ceux-ci la partie blanche qui forme oignon, et ne laissant que les tiges vertes, lesquelles, bien entendu, ne sont pas servies au malade.

L'ail, le clou de girofle, le lard sont rigoureusement défendus dans le bouillon destiné à un malade. On peut en dire autant pour ces caramels ou colorants que l'on achète tout préparés ; ordinairement ces produits sont falsifiés, et, si à la rigueur on peut les considérer comme inoffensifs pour des personnes en bonne santé, ils peuvent devenir nuisibles pour des malades.

Le meilleur récipient est une marmite, ou une casserole en terre, bien bouchée par un couvercle et placée sur un feu lent ; en général, une cuisson d'une heure par livre de viande est suffisante.

En été, il est préférable de faire peu de bouillon à la fois, afin de le renouveler tous les jours. Il est absolument nuisible de jeter dans le bouillon de la soude afin de le conserver ; voici une façon bien facile, indiquée par Alexandre Dumas père, qui tenait cette recette de Vuillemot le restaurateur : laver un morceau de charbon de bois, le faire bouillir avec le bouillon, et le laisser dans le bouillon que l'on voudra conserver.

BOUILLONS DE BŒUF

Bouillon de bœuf simple. — Placer la viande à l'eau froide, au premier bouillon écumer, saler, ajouter carottes et poireaux épluchés, faire bouillir lentement, passer à travers un tamis ou une serviette mouillée.

Comme il est dit plus haut, les céleri, panais, navets, oignons ne s'ajoutent au bouillon d'un malade que s'il a déjà franchi l'état de maladie, pour entrer dans la période de convalescence.

Bouillon rapide pour l'été. — Prendre une livre de viande, ôter la graisse et les nerfs, la hacher finement; ajouter un litre d'eau froide, plus deux carottes et deux poireaux, blanchir d'avance. Cuire une heure, passer au tamis.

Bouillon fortifiant. — Hacher une livre de viande, enlever la graisse, ajouter des abatis de volaille et une poignée d'amandes douces mondées ; mettre deux litres et demi d'eau , deux carottes, cerfeuil, poireau, sel; faire cuire deux heures doucement, réduire d'un tiers, passer au tamis.

Bouillon fortifiant (*Recette allemande*). — Hacher une demi-livre de viande très fraîche ; mettre dans un litre d'eau quatre gouttes d'acide chlorhydrique et trois grammes de chlorure de sodium ; faire macérer une heure, filtrer à travers un linge fin.

Nota. — La couleur et l'odeur de ce bouillon,

dont la recette est à peu près la même que celle de l'Extrait de viande Liébig, répugne à beaucoup de malades, mais il faut admettre que, pris froid, ce qui est le meilleur moyen de lui conserver ses propriétés, il est fort reconstituant.

Beaf-tea, ou thé de bœuf. — Prendre un morceau de bœuf absolument maigre et sans os, le faire hacher menu, y ajouter son poids d'eau froide, et laisser chauffer jusqu'à ébullition; au bout de deux minutes d'ébullition, passer en exprimant, saler.

Autre thé de bœuf. — Prendre une livre de viande de bœuf, fraîche et sans graisse, la couper en lanières, c'est-à-dire en morceaux longs et étroits, puis râper tour à tour ces morceaux à l'aide d'un petit couteau, de façon à diviser les chairs sans y laisser adhérer aucune partie nerveuse.

Introduire cette viande dans une bouteille à champagne, c'est-à-dire en gros verre, ajouter une carotte râpée, fermer la bouteille à l'aide d'un bouchon, envelopper dans un linge, et poser la bouteille debout dans une casserole de forme haute, verser de l'eau dans la casserole jusqu'aux trois quarts de hauteur de la bouteille, faire bouillir l'eau sur un feu très doux pendant trois heures en maintenant la hauteur de l'eau. Passer le jus qu'on trouvera dans la bouteille à travers un tamis, puis à travers un linge fin, laisser déposer, décanter, garder au frais.

Bouillon au bain-marie. — Prendre une demi-livre de bœuf, une demi-livre de viande de veau et des abatis de volaille, carottes, poireaux, céleri, pas de sel, ajouter quatre litres d'eau, mettre sur un feu doux, avec couvercle, mais non pas hermétiquement bouché, et faire cuire très lentement en écumant souvent. Quand les viandes sont cuites, les enlever, dégraisser et passer à travers un linge humide ; verser le liquide dans un bol et placer le bol dans une casserole large, avec de l'eau jusqu'à moitié de sa hauteur. Faire bouillir cette eau jusqu'à ce que le liquide contenu dans le bol ait diminué de moitié.

Bouillon à la Péruvienne. — Mettre sur le feu deux litres d'eau ; quand l'eau est en ébullition y jeter une livre de viande (entrecôte), une poignée de riz, un ou deux oignons, sel, et laisser bouillir doucement deux heures ; on sert le bouillon, qui doit être clair et blanc, avec le riz.

Nota. — Ce bouillon, très léger, peut à la rigueur remplacer celui de poulet : quant à la viande, saisie par l'eau bouillante, elle garde sa fermeté et est excellente.

BOUILLONS DE VEAU

Le bouillon de veau est aussi nourrissant que le bouillon de bœuf ; il est rafraîchissant et convient surtout aux enfants en bas âge.

Bouillon de veau. — Prendre cent grammes

de rouelle de veau, enlever la graisse et la peau, couper en petits morceaux, faire bouillir dans deux litres d'eau, écumer, ajouter sel, cerfeuil, quelques feuilles d'oseille, une laitue et deux carottes ; cuire une heure, puis tamiser.

Bouillon de veau au cresson. — Hacher une livre de foie de veau, et délayer dans une casserole avec un litre d'eau froide, faire bouillir, puis mettre à côté du feu, saler, ajouter une poignée de cresson de fontaine, et faire cuire très lentement pendant une demi-heure, retirer un peu, laisser reposer et filtrer à la serviette.

Bouillon de veau aux semences. — Prendre une livre de cou de veau, cinquante grammes d'orge perlé, cinquante grammes de riz lavé, cinquante grammes de graines de melon pelées, une pincée de raisins de Corinthe, ajouter deux litres d'eau, un peu de sel, faire bouillir lentement deux heures, dégraisser et passer à travers un linge mouillé.

Ce bouillon, très rafraîchissant, peut se faire sans les graines de melon.

Bouillon rafraîchissant de mou de veau. —Prendre un demi-poumon de veau, le laver, et le mettre dans une petite marmite en terre avec deux litres d'eau bien chaude, sel, et faire cuire à côté du feu pendant une heure. Ajouter une poignée de raisins de Smyrne, deux figues, cinq dattes, faire bouillir un quart d'heure, passer à travers un linge.

Nota. — Ce bouillon, qui est presque un pectoral, se donne surtout aux personnes malades de la poitrine.

Bouillon de veau et d'écrevisses. — Prendre une livre de viande de veau maigre, et la faire cuire trois quarts d'heure dans deux litres d'eau, avec un peu de sel. Ecraser six écrevisses vivantes, les jeter dans le bouillon avec cerfeuil, et laisser bouillir un quart d'heure, passer et dégraisser.

Nota. — Ce bouillon, qui se prend à jeun, est un dépuratif très actif.

Bouillon de veau aux semences froides. — Prendre une livre de viande de veau maigre, et la mettre dans une marmite en terre avec deux litres d'eau. Au premier bouillon, retirer du feu et mettre sur le côté, ajouter une petite poignée de semences froides, faire cuire très lentement pendant une heure, y mêler un cœur de laitue et quelques feuilles de bourrache ; faire bouillir dix minutes, dégraisser et passer.

On appelle, en terme de pharmacie culinaire, *semences froides*, les semences de concombre, melon, citrouille et courge.

BOUILLONS DE POULET

Le bouillon de poulet est surtout un bouillon de luxe, car il n'est ni plus rafraîchissant ni plus nourrissant que le bouillon de veau, si ce n'est à une dose insignifiante.

Bouillon de poulet à l'oseille. — Prendre un jeune poulet, le vider, le farcir d'orge et de riz, le mettre dans une casserole et le couvrir d'eau, faire bouillir une demi-heure au moins, ajouter une grosse poignée de feuilles d'oseille épluchées, lavées, un peu de sel, un poireau, faire cuire un quart d'heure. Passer et dégraisser.

Bouillon de poulet aux semences. — Prendre une poule, ni trop jeune, ni trop vieille, la découper, piler les os, et la mettre dans une casserole avec deux litres d'eau, sel, quatre cuillerées de riz, et deux cuillerées de semences (*Voir* à Bouillon de veau aux semences froides, page 25); faire bouillir, écumer, retirer sur le côté du feu, ajouter six écrevisses pilées vivantes, laisser infuser un quart d'heure, dégraisser et passer.

Bouillon de poulet au naturel. — Prendre un jeune poulet, ou une jeune poule, vider et couper par moitié, ajouter un litre et demi d'eau, sel, une tête de laitue et cerfeuil; faire cuire une heure et passer.

Bouillon de poulet concentré. — Prendre une poule jeune, vider et couper en quatre parties, détacher le cou, les pattes, le gésier et les hacher le plus menu possible ; mettre le tout dans une casserole avec quatre cuillerées d'orge perlé, sel, deux litres d'eau froide ; faire bouillir, écumer, retirer du feu, et cuire à côté, doucement, pendant une heure ; mêler un cœur de laitue, quelques feuilles de bourrache, cuire encore dix minutes, passer et dégraisser.

Bouillon de poulet à la guimauve . — Prendre un jeune poulet, le vider, le couper en quatre parties et le mettre dans une petite marmite en terre, avec sel, deux litres d'eau froide, faire bouillir, écumer, retirer un peu la marmite sur le côté du feu, ajouter une bonne poignée de racine de guimauve fendue en petits morceaux, et deux poignées de riz ; cuire deux heures à feu très lent, passer et dégraisser.

Nota. — Ce bouillon est excellent pour les irritations de poitrine ou d'estomac.

Bouillon de poulet au lichen. — Prendre un jeune poulet, le vider, et le couper en quatre parties, ajouter une livre de viande de veau (le cou, de préférence), sel, et trois litres d'eau froide ; faire bouillir, écumer, retirer sur le côté du feu ; ajouter une carotte, un navet, céleri et cinquante grammes de lichen ; cuire doucement pendant une heure et demie, tamiser, dégraisser et décanter.

Nota. — Bouillon contre les toux obstinées.

Bouillon de poulet aux asperges. — Prendre un poulet jeune, le vider, le mettre dans une casserole avec un litre et demi d'eau, sel, poireaux ; faire bouillir une demi-heure, et ajouter une vingtaine de têtes d'asperges déjà blanchies à l'eau salée, faire bouillir une demi-heure ; passer, dégraisser.

Nota. — Si le malade peut déjà le supporter, on sert le bouillon avec les asperges coupées.

BOUILLONS DIVERS

Bouillons de pigeon, de faisan, de perdrix, de pintade. — Tous ces oiseaux peuvent s'employer pour des bouillons ; leur genre et leur qualité sont analogues au poulet. Voici une recette qui peut s'appliquer indistinctement : Vider, nettoyer et flamber l'oiseau ; le mettre dans une casserole avec un morceau de veau, une poignée de riz, carottes, céleri, plus deux litres d'eau ; faire bouillir, puis retirer sur le côté du feu, cuire doucement pendant une heure, passer et dégraisser.

Le bouillon de lapin, peu usité, est pourtant excellent ; il a les mêmes qualités que le bouillon de poulet et se prépare de la même façon, en y ajoutant un pied de veau. (*Voir* plus haut à *Bouillon de poulet au naturel*, page 26.) En revanche, le bouillon de lièvre ou chevreuil est noir, lourd, et fort indigeste.

Bouillon dépuratif. — Prendre une livre de viande de veau maigre, vingt grammes de salsepareille, quarante grammes de dubramare, quarante grammes de racine de chicorée, vingt grammes de ligno-sauto, coupés en petits morceaux ; mettre à bouillir avec deux litres d'eau pendant trois heures ; passer.

Tablettes de bouillon. — Mettre dans une marmite deux pieds de veau blanchis et désossés, deux jarrets de veau, deux kilogr. de viande de bœuf, deux poules vidées et coupées, sel, couvrir d'eau, bouillir et écumer; ajouter carottes, poireaux et céleri. Quand les viandes sont cuites au point de se détacher, les ôter, les égoutter, passer le bouillon à la serviette, dégraisser, laisser déposer, et remettre ensuite dans une casserole en terre ou en faïence pour le réduire, faire bouillir sans couvercle jusqu'à ce qu'il devienne comme un sirop léger, verser dans une casserole plus petite, et faire bouillir en l'écumant avec une petite passoire à bouillon; quand il a atteint l'épaisseur d'un sirop, verser dans des boîtes à tablettes comme celles du chocolat; laisser refroidir et couper.

Bouillon aux herbes. — Prendre une poignée de feuilles d'oseille, tout autant de feuilles de laitue, de cerfeuil et de poirée, les laver et les mettre avec sel, et un litre d'eau dans un vase en terre; bouillir lentement jusqu'à réduction d'un tiers; passer à travers un linge.

Les bouillons de grenouille, de limaçons, sont rarement employés; à juste titre ou non, la médecine leur reconnaît maintenant peu de mérites, et prétend posséder, surtout pour les bouillons de limaçons, des préparations pharmaceutiques analogues, sinon supérieures. — Néanmoins, il peut arriver que l'on n'ait point de viande, ou que le malade attache une préférence à ces bouillons, soit par goût, par habitude, ou par imagination. Voici donc les recettes encore les plus usitées.

2.

Bouillon d'escargots. — Prendre douze escargots de vigne, les mettre une nuit entière à dégorger dans une terrine, puis casser les coquilles pour les en faire sortir sans les jeter dans l'eau bouillante, ce qui leur en enlèverait la partie glutineuse; les mettre dans une casserole avec un litre d'eau, une poignée d'amandes douces mondées, une tête de laitue, deux carottes coupées en rondelles, une très petite pincée de muscade râpée; faire bouillir, écumer, rajouter un demi-litre d'eau, faire bouillir et écumer de nouveau, couvrir et laisser mijoter pendant trois heures, de façon à ce que le bouillon se réduise de moitié.

Si ce bouillon est préparé, — comme cela arrive d'habitude, — pour une personne faible de la poitrine, on y ajoute trente grammes de gomme préalablement dissoute dans de l'eau et une poignée de dattes.

Ce bouillon se laisse refroidir, puis passer; il est adoucissant et pectoral, il ne doit se réchauffer qu'au bain-marie.

Bouillon de grenouilles. — Laver et dégorger des cuisses de grenouilles dans de l'eau fraîche pendant une heure, les cuire avec deux litres d'eau; écumer, sel, céleri, carottes; faire cuire à feu lent pendant cinq heures; passer.

Bouillon de grenouilles au sucre candi. — Éplucher et couper en rondelles deux carottes, un oignon et une tête de laitue; mettre dans une casserole en terre avec de l'eau et faire bouillir jusqu'à ce que les légumes soient tendres.

Écorcher et tremper une heure dans de l'eau froide des cuisses de grenouille, puis faire bouillir, écumer, ajouter une pincée de sel, une poignée de sucre candi, les légumes, leur bouillon, cuire le tout deux heures, jusqu'à réduction d'un tiers ; passer.

Pris froid, ce bouillon, aussi léger qu'une tisane, est désaltérant et soutient l'estomac.

Le bouillon de poisson ne s'emploie pas souvent non plus ; on peut répéter à ce sujet ce que l'on vient de lire sur le bouillon de grenouilles ou d'escargots : c'est affaire d'habitude ou de nécessité, si l'on n'a rien d'autre ; pourtant, à la rigueur, le bouillon de poisson est souvent adopté par les malades qui tiennent à suivre le maigre pendant les temps d'abstinence ; mais il est entendu que ce doit être autant que possible du poisson d'eau douce ; le poisson de mer (*Voir* à *Poissons*, page 93) est irritant.

Bouillon de poisson. — Couper une carpe en morceaux et la mettre dans deux litres d'eau ; faire bouillir, écumer, ajouter carottes coupées en rondelles, poireaux, navets, oignons, faire cuire une heure, ajouter deux pommes de terre épluchées et coupées en tranches ; faire cuire une demi-heure ; passer. Au moment de servir, lier avec un jaune d'œuf et quelques cuillerées de lait.

A défaut de jaunes d'œufs, on y ajoute des tranches de pain grillées.

CONSOMMÉS

Le consommé n'est qu'un bouillon concentré.

Il existe différentes façons de le faire; la plus usitée et la plus facile, c'est de laisser bouillir un bouillon jusqu'à ce qu'il réduise de moitié : une autre façon, — que nous ne recommandons pas, — est d'ajouter à un bol de bouillon une cuillerée d'Extrait de viande.

Le consommé se donne d'habitude à des malades très faibles ou très âgés, à la dose d'une petite tasse ou d'une cuillerée à bouche, de quart d'heure en quart d'heure.

Consommé au vin blanc. — Prendre un kilogr. de viande de bœuf, la moitié d'un jarret de veau, abatis de volaille, si l'on veut, et mettre dans un litre et demi d'eau froide, faire cuire à feu lent pendant une heure, écumer souvent, ajouter deux verres de bon vin blanc, et laisser mijoter pendant quatre heures.

Passer dans une serviette mouillée et remettre sur feu doux, afin de le clarifier, avec deux blancs d'œufs battus avec leurs coquilles. Dégraisser après avoir laissé refroidir, et passer une seconde fois.

Consommé à la mode Suisse. — Prendre une demi-poule, qu'on fait rôtir très légèrement dans du beurre, puis un kilogr. de tranche de bœuf et mettre ensemble dans trois litres d'eau ; faire bouillir, écumer, ajouter carottes, un clou de girofle, poireaux et navets, en laissant cuire six heures sur feu lent.

On peut aussi réduire ce consommé, en le faisant bouillir jusqu'à ce qu'il prenne la consistance d'un sirop ; en ce cas, on peut le conserver huit jours, on le met dans une bouteille propre et, quand le consommé est absolument refroidi, on bouche hermétiquement ; en voyage, il est très utile, à la dose deux cuillerées à bouche ou délayé dans une petite tasse de bouillon chaud (trois cuillerées à dessert par tasse).

Consommé à la vapeur. — Cette recette pour faire un consommé à la vapeur sans y ajouter d'eau, ce qui constitue un véritable extrait de viande, est d'origine anglo-américaine (on en trouvera la description plus haut, page 22, aux bouillons de bœuf, à *autre thé de bœuf*). On peut employer, soit une bouteille, soit une petite cruche en grès, en ayant soin de les boucher hermétiquement avec un bouchon de liège ; voilà pourquoi la bouteille ou un petit bocal sont préférables. Il existe aussi des marmites en étain, dont le couvert se visse.

Consommé de diverses viandes. — Prendre un vieux coq ou une perdrix, un lapin, une livre de mouton, une livre de bœuf et les placer à suer dans une marmite en terre ; mouiller avec du bouillon quelconque, faire bouillir, écumer, ajouter carottes, poireaux, sel et faire bouillir jusqu'à ce que les chairs se détachent des os, réduire de moitié, passer, laisser refroidir et dégraisser.

PANADES

Pour qu'une panade soit digestible, il faut la préparer très soigneusement, sinon elle est aussi fade que lourde ; en tous cas, c'est un aliment dont il ne faut pas abuser, mais il peut aider à varier le menu d'un malade en servant d'intermédiaire entre les bouillons gras et les soupes maigres.

Il est toujours préférable d'employer pour les panades du pain rassis, des petites flûtes, à la rigueur de ces biscuits secs, en tranches, que l'on vend chez les pâtissiers.

Les panades peuvent se préparer au gras, au lait, au maigre et au vin.

Panade. — Couper des tranches de pain rassis, les bouillir à l'eau pendant deux heures, passer à la passoire fine ; remettre ce jus sur le feu, saler, ajouter un morceau de beurre frais.

Panade à la crème. — Faire sécher un petit pain au lait, le cuire dans l'eau durant deux heures, passer à la passoire fine, ajouter du sel, un petit morceau de beurre, et deux cuillerées de crème ; tourner cinq minutes sur le feu, sans laisser bouillir.

Panade au gras. — Raper un petit pain, cuire ces miettes à l'eau pendant une demi-heure, ajouter du bouillon et laisser mijoter une heure, mêler, au moment de servir, un petit verre de vin blanc.

Panade bouillie. — Couper en tranches deux petits pains, les faire dorer, soit au four, soit dans une poêle bien propre.

Faire bouillir un demi-litre d'eau — ou de bouillon, — y ajouter les tranches de pains, sel, et une bonne pincée de sucre candi : au premier bouillon, ôter du feu, cuire à côté, très doucement, pendant trois quarts d'heure, en mouillant de temps en temps avec une cuillerée de lait, ou d'eau.

Panade à l'œuf. — Prendre un petit pain rassis, le bouillir dans l'eau pendant une heure à feu très lent, passer à la passoire, remettre la panade sur le feu et saler.

Fondre à part un bon morceau de beurre, y délayer un jaune d'œuf avec un peu de crème, ajouter cette liaison à la panade, sans laisser bouillir.

Panade aux miettes. — Émietter un peu de mie pain rassis, la faire jaunir dans du beurre, ajouter du bouillon, bouillir dix minutes, et servir.

Panade au vin rouge. — Prendre des croûtes de pain et les sécher, soit au four, soit dans une poêle bien propre, piler les croûtes, les frire dans du beurre frais ; chauffer au bol de bouillon et, quand il est en ébullition, le retirer du feu, le verser rapidement sur les croûtes (qu'on a dû tenir au chaud); ajouter un demi-verre de vin rouge, sucre, et une pincée de cannelle ; — servir.

On peut remplacer le vin rouge par un peu de madère.

POTAGES GRAS

On appelle *potage gras* tout potage qui a pour base du bouillon de viande, et auquel on ajoute des fécules, des œufs, des légumes, des herbes, des légumineuses, etc., etc.

Les potages gras aux fécules constituent les meilleurs potages, étant aussi légers que nourrissants, et, de plus, très faciles à préparer.

Il y a deux sortes de fécules : les fécules indigènes et les fécules exotiques.

Voici les fécules indigènes les plus usitées :

1° Le Riz réduit en une poudre, qui se nomme *Crème de riz* ;

2° La fécule de pommes de terre ;

3° L'Orge — ou *Crème d'orge*, perlé ;

4° L'Avoine, préparée au *Gruau ;*

6° Le Maïs, en farine ;

7° Les pâtes d'Italie, Nouilles, Vermicelle, Semoule, Aiguillettes, Pâtes, etc., etc.

Les fécules exotiques sont moins nombreuses :

1° L'Arrow-Root.

2° Le Tapioca ;

3° Le Sagou.

Les œufs, de quelque façon qu'on les emploie, — sauf durcis, — sont excellents et légers.

Les légumes verts ne sont pas tous faciles à digérer ; les plus légers sont :

1° La carotte râpée et bouillie, dite Crécy ;

2° Le potiron réduit en purée ;

3° La laitue hachée et bouillie ;

4° Les pointes d'asperges.

Il faut exclure : l'oseille, le chou, le chou-fleur, les choux de Bruxelles, la tomate, et cet assemblage qui se nomme Julienne.

Les légumes farineux, tels que farine de châtaignes, de pois, de lentilles, de fèves, doivent être également exclus, et cela sous quelque forme qu'ils soient présentés ou déguisés, tel, par exemple, le fameux *Racahout des Arabes*, qui n'est que de la farine de glands doux, mélangée avec du sucre et du chocolat, ou la non moins fameuse Revalescière du Barry, qui n'est que de la farine de lentilles mélangée à de la farine de maïs, d'avoine, etc.

Tout potage gras peut se rendre plus nourrissant en y ajoutant, au moment de le servir, quand il est retiré du feu, une liaison composée d'un jaune d'œuf délayé dans deux cuillerées de crème.

FÉCULES INDIGÈNES

Potage à la crème de riz. — Prendre une bonne poignée de riz, le laver, le faire cuire un quart d'heure à l'eau, ajouter du bouillon et faire cuire trois quarts d'heure à feu lent, passer au tamis ;

remettre sur le feu, avec un morceau de beurre ; lier avec un jaune d'œuf et deux cuillerées de lait avant de le servir.

Cette préparation s'emploie quand on ne possède pas du riz réduit en poudre, connu sous le nom de *Crème de Riz*; dans ce cas, voici la recette : Faire chauffer un bol de bouillon ; quand il est tiède, y verser deux cuillerées à café — ou trois si on le désire plus épais — de farine de riz qu'on a, auparavant, dissoute dans un petit peu d'eau froide, laisser bouillir, en tournant, pendant dix minutes ; même liaison que pour la précédente recette.

Ce potage agréable et léger convient aux malades souffrant de l'estomac et des intestins, ou de flatulences intermittentes.

Potage crème de riz au lait. — Faire chauffer un bol de bouillon, délayer dans un bol de lait froid une cuillerée à soupe de crème de riz, verser dans le bouillon, et cuire dix minutes à feu lent en tournant. — Liaison.

Crème de riz au sucre. —Mettre dans une marmite une livre de viande de veau maigre, sel, et deux litres d'eau froide ; faire bouillir, écumer, retirer sur le côté du feu et cuire encore deux heures. — Passer et dégraisser le bouillon ; remettre le bouillon dans une casserole avec cent grammes de riz, une pincée de raisins secs, une pomme reinette coupée en morceaux, une cuillerée à bouche de sucre, un peu de zeste de citron, cuire pendant une heure à feu très doux, passer au tamis. Verser cette crème dans un bol propre et la laisser refroidir en la remuant souvent ; les deux litres d'eau doivent se trouver réduits à un quart de litre au plus.

Potage à l'orge perlé. — Prendre quatre cuillerées à soupe d'orge pour un litre de bouillon ; faire bouillir doucement, et longtemps, dans une casserole en terre. Passer, saler, et ajouter un morceau de beurre frais et un demi-verre de lait.

Quelques personnes mettent l'orge à tremper dans l'eau froide dès la veille au soir.

Il existe également de l'orge perlé, très fin pour potages ; il ne faut s'en servir qu'après une longue cuisson qui amollisse complètement les grains, et cela, quand le convalescent est assez remis pour digérer ces grains.

Potage au gruau d'avoine. — Prendre une cuillerée à soupe de cette farine, la délayer dans un demi-verre d'eau froide. Mettre sur le feu un demi-litre de bouillon, ajouter la farine déjà délayée, faire bouillir doucement en tournant souvent pendant une demi-heure. — Au moment de servir, lier avec un œuf et un peu de crème ; servir très chaud.

Si on ne possède pas d'avoine déjà réduite, en prendre en *gruau;* on procède alors de la façon suivante : Mettre deux poignées d'avoine dans un litre d'eau, l'y faire bouillir à feu vif pendant deux heures en rajoutant de temps en temps un demi-verre de bouillon. Passer au tamis, ou à la passoire fine, en délayant avec du lait ; mettre cette purée liquide sur le feu, faire bouillir dix minutes, ajouter sel et sucre, un peu de beurre, et lier avec un œuf.

Potage d'avoine au lait d'amandes. — Prendre une poignée d'avoine, la mettre dans un litre d'eau, faire bouillir lentement pendant deux heures, en rajoutant de temps en temps un demi-verre d'eau chaude. Passer.

Piler une poignée d'amandes douces, et deux amandes amères mondées, passer à travers un tamis en délayant avec du lait ; mêler au bouillon d'avoine, ajouter une pincée de sucre, tourner sur le feu, faire bouillir et servir aussitôt.

Potage au maïs. — La farine de maïs s'emploie de la même façon que la farine de riz (Voir : *Potage crème de riz au lait*) ; mais il faut faire bouillir un peu plus longuement.

Pâtes d'Italie. — Toutes les pâtes d'Italie peuvent être employées pour le potage. On reconnaît la bonne qualité d'une pâte quand, après ébullition, le bouillon reste clair ; si le bouillon devient épais, blanchâtre, gluant, gélatineux, les pâtes sont mauvaises.

Les *aiguillettes*, le *macaroni*, les *lazagnes*,

sont les plus lourdes ; ensuite viennent les *nouilles* et le *vermicelle ;* enfin les plus légères, et qu'il faut adopter de préférence, sont la *semoule* (grosse ou fine), les *petites pâtes* et les *pâtes alphabétiques*.

On prépare un potage aux pâtes d'Italie de la façon suivante : Mettre à bouillir la quantité de bouillon voulu : quand il est en pleine ébullition, ajouter les pâtes. La proportion est de quatre cuillerées à bouche par litre de bouillon, soit une cuillerée pour un bol ou une cuillerée à café pour une tasse.

La *semoule* doit se verser doucement sur le bouillon quand il est en ébullition, et tourner souvent afin qu'il ne s'attache point ou ne forme pas de petites boules ; elle est plus longue à cuire que d'autres pâtes, et demande un quart d'heure.

Le *vermicelle* doit être soigneusement brisé.

Les *nouilles* doivent être écrasées à l'aide d'un pilon, pour les réduire en petits morceaux.

Les *petites pâtes* ainsi que les *alphabétiques* ne doivent pas être brisées, et doivent cuire dix minutes lentement.

On peut ajouter à tous ces potages une liaison faite d'un jaune d'œuf délayé dans un peu de crème.

Une autre liaison est d'y mettre deux blancs d'œufs battus.

Il ne faut jamais préparer une grande quantité de potage, car il s'aigrit et s'épaissit, mais faire chaque fois la quantité voulue.

FÉCULES EXOTIQUES

Potage à l'Arrow-Root. — Délayer deux cuillerées d'arrow-root dans du lait, et verser dans un demi-litre de bouillon, faire bouillir pendant une demi-heure à feu très lent, en tournant souvent, car cette farine s'attache facilement.

Potage au Tapioca. — Prendre un demi-litre de bouillon, et quand il est en ébullition y jeter deux cuillerées à soupe de tapioca, tourner, et faire bouillir cinq minutes.

Potage au Sagou. —Prendre cinquante grammes de sagou et le mettre dans une casserole avec un demi-litre d'eau chaude, et sel, faire bouillir dix minutes, égoutter le sagou sur un tamis, puis le remettre dans la casserole avec un demi-litre de bouillon ; faire bouillir doucement jusqu'à cuisson complète.

On peut ajouter à tous ces potages une liaison faite d'un jaune d'œuf délayé dans du lait.

POTAGES MAIGRES

Il y a peu de potages maigres vraiment bons et nourrissants à donner aux malades, mais on peut les ajouter aux menus d'un malade quand celui-ci prend d'autres aliments; en ce cas, ils ne sont plus qu'une variété.

Il se peut aussi que l'on n'ait point de bouillon, ou que le malade veuille en temps d'abstinence —

quoique les malades soient dispensés par l'Église catholique — manger maigre.

Il faut exclure — comme il a été dit plus haut — les potages aux purées de pois, de lentilles, de haricots, de châtaignes, de fèves, lourds et indigestes, on ne saurait trop le répéter.

Un potage maigre demande, cela va de soi, plus de soin qu'un potage gras; la bonne qualité du beurre est indispensable.

On peut y ajouter du jus de viande rôtie si on en a sous la main, ou des jus de viande préparés par soi, car les autres extraits qui se vendent tout préparés n'inspirent, pour les malades au moins, qu'une médiocre confiance.

Nota. — C'est l'habitude, quand on fait un potage maigre, de n'ajouter le beurre qu'au dernier moment; c'est un tort, d'après l'avis de Carême et d'autres chefs. Quand le beurre est ajouté dès le début, il est absorbé par les pâtes, légumes, etc., qu'on additionne au bouillon, et donne une saveur préférable.

Quelques personnes ajoutent, pendant l'ébullition de l'eau, un petit oignon, entier, que l'on retire, afin de donner un léger goût. — Mais il va de soi que l'essence irritante de l'oignon persiste et que ce condiment ne peut être ajouté que sous toutes réserves.

La quantité d'eau pour une soupe maigre ne doit jamais dépasser un bol de bouillon, afin qu'elle ne soit pas trop claire.

Potage velouté.—Mettre à bouillir un peu d'eau avec un oignon, sel et beurre, ajouter une cuillerée de fleur de farine délayée dans un peu d'eau froide, cuire en tournant un quart d'heure; au moment de servir, retirer l'oignon et lier avec un jaune d'œuf délayé dans de la crème.

Potage maigre à la crème de riz. — Même recette.

Potage maigre au gruau. — Même recette.

Potage maigre aux pâtes d'Italie, au tapioca, à la semoule et au vermicelle. —Même recette.

On peut également préparer ces quatre derniers potages au lait, avec du sucre et un peu de vanille, bien entendu, sans sel, ni beurre, ni oignons.

POTAGES GRAS AUX ŒUFS

Généralement, on n'ajoute les œufs dans le potage que sous forme de liaison; c'est-à-dire, un jaune ou deux, délayés dans du lait.

Les blancs, moins nourrissants, s'ajoutent soit au moment de servir, sans laisser bouillir, soit battus, et ayant bouilli dans le bouillon pendant quelques minutes.

Potage aux œufs pilés. — Prendre un demi-litre de lait, faire bouillir et retirer sur le côté du feu.

Casser deux œufs dans une terrine, les remuer et les mélanger, ajouter deux cuillerées à bouche de farine, cent grammes de beurre fondu, faire avec le tout une pâte lisse.

Ajouter au lait un bol de consommé. Choisir

une passoire ayant des trous fins, la tenir au-dessus de la casserole où se trouvent le lait et le bouillon, verser la pâte d'œufs dans la passoire et la laisser tomber dans le bouillon de manière à former des sortes de gros fils, tenir sur le côté du feu dix minutes, sans bouillir, et servir.

Consommé aux œufs pochés. — Il est toujours préférable de pocher les œufs à part ; pocher un œuf est une chose facile, que pourtant on ne réussit pas toujours ; bien des livres de cuisine se dispensent d'en indiquer la manière : mettre dans une petite casserole un peu d'eau, avec forte poignée de sel gris, ou un jus de citron, ou un filet de vinaigre (ce détail, bien léger pourtant, a son prix, en empêchant les œufs de s'étendre). Quand l'eau bout, verser doucement l'œuf qui a été cassé et déjà déposé dans une petite tasse en ayant soin de laisser le jaune bien intact ; retirer la casserole sur le côté du feu, pour que l'œuf *cuise sans bouillir*, ce qui le fait éclater ; retirer à l'aide d'une écumoire, ayant soin de s'assurer d'abord que le blanc de l'œuf n'est pas attaché au fond ; on ajoute les œufs pochés au consommé ; ce potage, plus lourd que d'autres, ne peut être donné au malade que si le médecin a déjà autorisé l'usage des œufs.

Quelques personnes qui ne supportent pas les œufs crus ou liquides les préfèrent cuits ; il y a deux manières de les préparer : l'une est de battre un œuf, jaune et blanc, de le verser dans le bouillon en ébullition, en le laissant bouillir deux minutes ; soit de durcir un œuf, puis de le hacher le plus menu possible et de le mêler au bouillon.

POTAGES AUX LÉGUMES VERTS

Potage aux carottes.— Prendre six carottes, les éplucher et les couper en petites rondelles, mettre à cuire dans une casserole, avec beurre et sucre, pendant une demi-heure ; les réduire en purée, et les passer avec un demi-litre de bouillon, saler, et ajouter au moment de servir un demi-verre de lait chaud.

Ce potage est indiqué pour les personnes souffrantes du foie, ou atteintes de jaunisse et de maladies bilieuses.

Potage au potiron.— Prendre une tranche de potiron, retirer l'écorce et les semences, couper en petits morceaux et mettre à cuire avec beurre et sel dans un bol de bouillon. Quand il est tendre, égoutter, passer, ajouter à cette purée : lait, bouillon, sel, et laisser cuire dix minutes.

Ce potage est rafraîchissant, ainsi que légèrement purgatif, il convient aux malades atteints de constipation ; mais si l'on veut enlever cette propriété à ce potage, il faut y ajouter une poignée de riz, déjà crevé dans un bouillon.

Potage aux asperges.— Prendre un demi-litre de bouillon, y jeter douze asperges tendres, coupées en petits morceaux ; quand les asperges sont cuites, ajouter un peu de tapioca ou servir le tout avec une liaison.

Ce potage est essentiellement diurétique.

Potage aux laitues. — Prendre un demi-litre de bouillon, et quand il est bien chaud y jeter deux cœurs de laitues hachés, faire bouillir un quart d'heure, ajouter une liaison.

Potage Julienne. — La Julienne, telle qu'elle se fait ordinairement, est un potage trop lourd pour des malades, mais on peut faire une sorte de julienne avec des pointes d'asperges, des carottes, petits pois très tendres et laitues hachées, en les faisant bouillir dans du bouillon jusqu'à ce que les légumes soient absolument tendres.

LE LAIT

Le lait est, par excellence, l'aliment des malades, des convalescents, des vieillards et des enfants, dont il constitue souvent l'unique nourriture transitoire entre la diète absolue et les premiers mets.

En principe, le lait doit être pris cru, soit tiède au sortir de la traite, soit refroidi. Afin d'éviter les germes contagieux que le lait provenant de vaches malades pourrait amener, on a pris l'habitude de bouillir le lait, de le *stériliser*, suivant le terme consacré ; il est certain que ces ébullitions nous garantissent de toute contagion, mais le lait bouilli est moins nourrissant, moins agréable, et moins facile à digérer.

Le lait de vache est le plus usité et le plus savoureux de tous les laits.

Le lait de chèvre est tout aussi nourrissant que le lait de vache, mais il a un goût gras, et une odeur prononcée.

LE LAIT D'ANESSE est le plus léger des laits qu'on emploie.

Mélanges du lait. — On additionne le lait de plusieurs façons, suivant le goût ou l'état du malade ; avec du sucre il devient facilement écœurant ; c'est pourtant l'habitude la plus générale ; quelques malades, en guise de sucre, y jettent une ou deux pincées de sel blanc en poudre, c'est un excellent usage qui lui enlève sa fadeur et le fait digérer plus aisément ; on le coupe aussi d'un peu d'eau de selz, ou avec une infusion de feuilles d'oranger ou de tilleul, préparée à part et mêlée chaude au lait ; enfin, si le docteur autorise le malade, on le mélange d'une cuillerée de kirsch.

Lait à l'anis. — Lorsqu'on se décide à faire bouillir le lait, il est fort bon de prendre deux ou trois pincées d'anis que l'on enferme dans une petite mousseline, et de faire bouillir le tout dans le lait ; cette recette est recommandée contre les flatulences, ou gaz de l'estomac, ainsi que pour les jeunes enfants.

Lait à la cannelle. — Même recette, en prenant un petit morceau d'écorce de cannelle.

Lait à la vanille. — Même recette, mais ne pas se servir de vanille en poudre ; un quart de bâton de vanille suffit.

Façon de faire bouillir le lait. — On est souvent surpris que du lait bouilli s'aigrisse ; cela tient à ce qu'on n'a pas, crainte d'accident, laissé véritablement bouillir le lait ; il faut le retirer, non pas quand il forme des petits globules, mais quand il semble prêt à déborder. Dans les fortes chaleurs le lait ne peut se conserver, bouilli, plus de vingt-quatre heures, encore faut-il avoir soin de le garder dans un vase en terre, à l'ombre, dans un endroit frais.

Si le malade boit du lait cru, on doit, quand on ne veut pas donner ce lait froid, le réchauffer, soit au bain-marie, en plaçant un bol de lait au milieu d'une casserole pleine d'eau bouillante, soit en l'additionnant d'une infusion chaude de feuilles d'oranger, d'anis, de tilleul ou de camomille.

On ne doit jamais oublier qu'il faut, quand on suit un régime lacté, ne prendre du lait que par petites doses, souvent répétées, en moyenne la quantité d'une tasse de thé toutes les heures ou toutes les demi-heures, cela dépend de l'estomac et de la digestion ; le lait ne doit jamais purger ; en ce cas, c'est qu'il provoque, soit par sa qualité, sa quantité, ou par l'état du malade même, des indigestions.

FROMAGES

Les fromages secs, salés, durs ou mous, sont généralement exclus du régime des malades et des convalescents. Ils sont indigestes et irritants ; c'est tout au plus si, parmi les fromages mous, le Brie, le Neuchâtel et le Camembert peuvent être autorisés, et encore cela, à de rares exceptions, c'est-à-dire quand l'estomac, n'ayant pas été atteint, est en parfait état, que le médecin y consent, enfin que ces fromages ne sont pas trop avancés en fermentation; néanmoins, il faut les dépouiller de leur écorce et n'en prendre qu'une fort petite quantité.

Toutefois, on peut admettre une exception pour le fromage à la crème, préparé avec soin.

Fromage à la crème fouettée. — Prendre du lait caillé, le mettre dans une terrine, avec un peu de crème, du sucre fin et de la vanille, ou une pincée de cannelle en poudre, et le fouetter pendant dix minutes.

Façon de cailler le lait. — Mettre sur le feu un litre de lait, et quand il est en ébullition y presser le jus d'un citron.

Petit-lait. — Le petit-lait, qui est un excellent médicament, est peu usité dans nos villes; on l'y remplace, souvent à tort, par des préparations pharmaceutiques coûteuses, sinon dangereuses : le petit-lait est spécialement recommandé pour les affections de poitrine ; c'est en outre, pris à jeun, au printemps, un dépuratif qui ne fatigue point l'estomac.

Préparation du petit-lait. — Prendre un litre de lait, y mêler la moitié d'un citron coupé en tranches, mettre sur le feu, et au moment de l'ébullition, y verser le suc de l'autre moitié du citron. Quand le lait est bien tourné, passer et laisser refroidir.

Autre manière de préparer le petit-lait. — Prendre un blanc d'œuf, y mêler une cuillerée d'eau froide, battre ensemble, ajouter un litre de lait et deux cuillerées de vinaigre : verser le tout dans une casserole, faire bouillir, ajouter alors un demi-verre d'eau froide, passer et laisser refroidir.

Nota. — Le petit-lait doit se prendre tiède, et autant que possible préparé le même jour.

CRÈMES

Pots de crème à la vanille. — Prendre six pots à crème (ou sinon six tasses à café), mesurer cinq pots de lait, faire bouillir le lait avec un morceau de bâton de vanille, trente grammes de sucre, retirer du feu. Mêler dans une terrine six jaunes d'œufs, une cuillerée de lait froid, verser sur le tout le lait déjà bouilli, mêler soigneusement de nouveau, remplir les tasses (ou les pots) avec ce mélange. Placer les pots dans une casserole, les uns à côté des autres, remplir avec soin la casserole d'eau chaude jusqu'à un centimètre du bord des pots, faire chauffer doucement ; quand l'eau est près de bouillir, retirer la casserole sur le côté du feu, couvrir et laisser refroidir jusqu'à ce que la crème soit prise.

Pots de crème au café. — Même recette que la précédente, sauf qu'à la place de la vanille on met dans le lait un pot de décoction (très forte) de café noir, sans chicorée et un peu plus de sucre.

Pots de crème au chocolat. — Faire fondre dans un peu d'eau deux tablettes de chocolat, les mêler à un demi-litre de lait bouilli et trente grammes de sucre, mélanger et passer au tamis, ajouter quatre jaunes d'œufs bien battus; remplir les pots, et finir comme pour les *pots de crème à la vanille.*

(Ces pots de crème au chocolat sont plus lourds et plus indigestes.)

Pots de crème au caramel. — Même recette que pour les *pots de crème à la vanille,* sauf qu'on brûle un peu de sucre avec de l'eau, et quand il est blond, on l'ajoute au lait.

Pots de crème au citron. — Même recette que pour les *pots de crème à la vanille;* à la place de celle-ci, on fait bouillir dans le lait le reste d'un citron râpé.

Pots de crème au thé. — Faire réduire de moitié un demi-litre de lait, ajouter une forte infusion de thé noir, trois jaunes d'œufs, deux œufs entiers, sucre à volonté, fouetter vivement, passer à travers une serviette, fouetter de nouveau, remplir les pots et faire prendre comme les *pots de crème à la vanille.* (Excellent et très léger à l'estomac.)

Crème en mousse à la vanille. — Faire bouillir un demi-litre de lait jusqu'à ce qu'il réduise de moitié avec un bâton de vanille ; le verser dans un demi-litre de lait, avec un tiers de sucre, deux pincées de gomme arabique dissoute dans le moins d'eau possible, puis fouetter la crème jusqu'à ce qu'elle mousse.

On peut remplacer la vanille par :
— Quatre cuillerées de décoction de café noir ;
— Quatre cuillerées de liqueur (anisette, kirsch, rhum).

Crème aux œufs durs. — Mettre dans une casserole deux cuillerées de farine, quatre cuillerées de sucre, sel, vanille et demi-litre de lait, chauffer en tournant doucement afin que la farine ne fasse point de grumeaux, laisser bouillir et réduire de moitié, puis verser et laisser refroidir dans un compotier. Faire une mousse avec trois jaunes d'œufs, sucre et pincée de gomme arabique dissoute dans le moins d'eau possible ; verser la mousse sur la crème.

Crème aux épinards. — Prendre douze amandes pilées, deux cuillerées d'épinards cuits, un zeste de citron râpé, sucre en poudre à volonté, trois verres de lait bouilli et six jaunes d'œufs. Battre, puis tamiser le tout, mettre à cuire dans un plat de porcelaine allant au feu, avec feu doux dessus et dessous.

Crème Vénitienne. — Faire bouillir un demi-litre de lait avec un bâton de vanille. Prendre quatre jaunes d'œufs, soixante-cinq grammes de sucre en poudre, une cuillerée de farine, mélanger et battre pendant cinq minutes, en délayant avec le lait bouilli. Mettre le mélange sur le feu en tournant jusqu'à ébullition ; alors retirer du feu et placer sur des cendres chaudes. Battre en neige les quatre blancs d'œufs, puis verser cette neige sur la crème très chaude en remuant doucement ; servir tiède.

ŒUFS

L'œuf, par sa légèreté, sa saveur et les éléments nourrissants qu'il contient, est un excellent aliment pour les malades, les convalescents, ainsi que pour toute personne délicate de l'estomac, ou menant une vie sédentaire.

L'œuf, pourtant, ne convient ni aux bilieux, ni aux malades atteints du foie ou d'albuminurie.

Préparation des œufs. — La meilleure façon de préparer les œufs pour un malade ou un convalescent est de les faire bouillir à l'eau, soit à la coque ou pochés.

Œufs à la coque. — Mettre les œufs à l'eau bouillante, et les y laisser trois minutes et demie, s'ils sont de grosse taille.

Deuxième recette. — Mettre les œufs à l'eau froide dans une casserole et placer celle-ci sur un feu ardent; dès que l'eau est à gros bouillons, les œufs sont cuits.

Troisième recette. — Prendre une casserole pleine d'eau bouillante à gros bouillons, y mettre les œufs, retirer la casserole du feu, la couvrir; au bout de six minutes les œufs sont à point.

Quatrième recette. — Quatre minutes de cuisson à la vapeur.

Nota. — La deuxième recette est la plus facile et certainement la meilleure.

Œufs pochés. — Prendre une casserole avec de l'eau bouillante, ajouter sel et deux cuillerées de vinaigre, placer la casserole sur le côté du feu, de façon à n'avoir des bouillons que d'un côté, casser chaque œuf un à un, dans une petite tasse, puis les verser à l'endroit même des bouillons, ôter la casserole du feu, et la couvrir; attendre trois minutes, enlever les œufs à l'aide d'une écumoire, et les plonger doucement dans l'eau froide.

Quand on veut employer ces œufs pour un potage ou un mets quelconque, à l'aide d'un couteau on rogne le blanc qui entoure chaque œuf poché.

Œufs pochés aux épinards. — Prendre des feuilles d'épinards, les laver, les blanchir et faire égoutter; puis les passer à un tamis de fer, les mettre avec beurre dans une casserole, et tourner sur un feu doux puis laisser évaporer l'humidité; ajouter sel, sucre en poudre, un peu de crème et encore du beurre; servir, en entourant d'œufs pochés.

Œufs mollets à la Reine. — Hacher la chair d'un poulet froid (rôti ou bouilli), avec 40 gr. de beurre, ajouter du sel et passer au tamis de crin. Puis, au moment de servir, faire chauffer la purée en ayant soin de ne pas la laisser bouillir. Dresser ensuite dans un plat, en disposant les œufs autour, en bordure, après les avoir fait chauffer dans un bouillon blanc.

Œufs au Parmesan à la Lorraine. — Mettre les œufs dans une terrine, y ajouter du sel, un peu de crème, du fromage de parmesan rapé, ainsi que du gruyère, prendre ensuite des pots à soufflé, les emplir, et les faire pocher au bain-marie sans laisser bouillir. Après vingt minutes de cuisson, saupoudrer de parmesan râpé et colorer avec la pelle rougie au feu.

Œufs farcis à l'Indienne. — Faire cuire des œufs durs, puis, après les avoir épluchés, les couper en deux dans le sens de la longueur, et en retirer les jaunes d'œufs durs, et mélanger avec sel et un peu de jus de viande, ajouter deux ou trois cuillerées de riz bien cuit, que l'on mêle soigneusement, et remplir avec cette pâte la partie de l'œuf qui est vide, donner à la surface une forme bouclée et lisser avec un couteau beurré, puis mettre au four pendant dix minutes sur un plat beurré, servir sur une couche de purée de pommes de terre.

Œufs au fromage à la Suisse. — Couper des œufs durs par moitié, dans le sens de la longueur, et en retirer les jaunes, auxquels on ajoute du sel, du fromage râpé de parmesan et de gruyère, un œuf cru entier et un peu de crème; puis remplir la partie de l'œuf restée vide avec cette farce et mettre au four sur un plat beurré après avoir semé du parmesan râpé sur la surface des œufs, colorer avec la pelle rougie au feu, et servir avec une sauce au fromage.

Œufs en sandwichs. — Couper des œufs durs en tranches un peu épaisses et les étendre sur des tranches de pain préalablement beurré, puis recouvrir avec des tranches minces de pain beurré et couper les sandwichs à la grandeur convenable. On peut aussi remplacer les tranches de pain beurré par des tranches de pain grillé et beurré ensuite.

Œufs de vanneau en beignets. — Faire bouillir des œufs de vanneau pendant huit minutes, puis enlever la coquille, les tremper séparément dans la pâte à frire et les plonger ensuite dans la friture très chaude. Les égoutter soigneusement, les dresser sur une serviette, et servir.

Œufs sur le plat. — Faire fondre du beurre dans un plat allant au feu, puis, lorsque le beurre est bien chaud, casser un à un les œufs dans une tasse et les verser dans le plat, ajouter un peu de sel et mettre au four environ cinq minutes. Retirer ensuite les œufs, et les servir dans le plat dans lequel ils ont été cuits. On peut aussi ajouter un peu de crème avant la cuisson.

Œufs au miroir. — Les œufs au miroir se préparent à peu près de la même façon que les œufs sur le plat. La seule différence consiste dans la manière de les cuire, ainsi que dans la suppression de la crème. Après y avoir ajouté le sel, on les met au four, et on les glace légèrement avec la pelle rougie au feu jusqu'à ce que le jaune ait pris une teinte transparente et que le blanc soit devenu bleuâtre.

Œufs au beurre noir. — Prendre une poèle et y mettre du beurre à fondre sur un feu vif, et lorsque le beurre commence à bouillir, y ajouter les œufs un à un après avoir eu soin de les casser séparément dans une assiette, afin de ne pas briser les jaunes. Cela fait, ajouter du sel et faire frire. Les œufs cuits, dresser sur un plat, faire brunir de nouveau un peu de beurre dans la poèle et le verser bouillant sur les œufs. Verser ensuite environ deux cuillerées de vinaigre dans la poèle, laisser réduire deux minutes et verser bouillant sur les œufs, comme on l'a fait pour le beurre.

Œufs frits à la Viennoise. — Faire pocher des œufs bien frais, puis les plonger dans l'eau froide et les régulariser au couteau. Ensuite, rouler chaque œuf dans la farine et le plonger dans la friture bouillante pendant une ou deux minutes. Retirer les œufs et les dresser sur un plat. On peut aussi servir avec des rôties beurrées. Les œufs préparés ainsi peuvent être servis en garniture pour les poulets à la marengo.

Purée d'œufs à la Reine. — Piler des œufs durs jusqu'à ce qu'ils soient en purée, avec deux ou trois cuillerées de lait, un peu de sel, puis ajouter graduellement du lait. Faire bouillir ensuite, et passer à l'étamine, ou au tamis de crin. Au moment de servir, lier avec quelques jaunes d'œufs et un peu de crème.

On peut garnir ce potage avec des pâtes, telles que vermicelle, tapioca, riz, etc.

Œufs brouillés au naturel. — Casser les œufs dans une casserole et y ajouter du sel, une cuillerée de sauce Béchamel, 60 grammes de beurre divisé en fragments et un peu de crème, puis battre le tout ensemble, et mettre sur le feu en remuant avec une cuiller de bois. Lorsque les œufs commencent à épaissir, les retirer du feu et y ajouter une cuillerée de sauce ou de crème, afin d'arrêter la cuisson et de les conserver onctueux. Dresser alors sur un plat et servir chaud.

Œufs brouillés aux pointes d'asperges. — Prendre une certaine quantité de pointes d'asperges et les faire cuire dans l'eau salée, en ayant soin d'éviter une trop grande cuisson, puis les égoutter au tamis. Cela fait, casser des œufs frais dans une casserole, y ajouter 60 grammes de beurre, battre et mettre sur le feu en tournant avec une cuiller de bois jusqu'à ce que le liquide commence à épaissir, puis y ajouter les pointes d'asperges et servir le tout dans un plat creux.

Œufs brouillés à la Princesse. — Prendre des moules à darioles, les beurrer et les garnir avec de la farce à quenelles. Préparer ensuite des œufs brouillés, laisser refroidir, puis en garnir les moules que l'on ferme ensuite avec de la pâte. Cela fait, mettre prendre au bain-marie pendant un quart d'heure environ, démouler et dresser sur un plat, après avoir arrosé d'une sauce italienne ou d'une sauce Béchamel.

Nota.— Ce mets est un peu lourd.

Omelette au naturel. — Casser des œufs bien frais dans une terrine, ajoutant du sel et un peu de crème, puis battre le tout avec une fourchette jusqu'à complet mélange.

Ensuite, mettre fondre dans la poêle environ 50 grammes de beurre et y verser les œufs bien battus, lorsque le beurre est bouillant, en remuant avec une cuiller de métal jusqu'à ce que l'omelette commence à prendre une certaine consistance.

Cesser alors de la remuer, et laisser bouillir jusqu'à ce qu'elle ait pris un peu de couleur, puis ensuite ramener les côtés vers le centre et servir en la retournant sur un plat.

Pour que l'omelette soit bonne, l'intérieur doit demeurer moelleux, tandis que l'extérieur doit avoir une couleur légèrement brune et dorée. Elle doit être mangée de suite et ne peut attendre.

Omelette aux épinards. — Faire blanchir des épinards, hacher et passer au tamis ; cela fait, mettre des épinards dans une casserole et y ajouter du

sel, du beurre et une pincée de sucre, puis remuer
sur le feu avec une cuiller en bois. Lorsque le tout
est bien lié, casser les œufs dans une terrine et
les battre avec une fourchette ordinaire, puis y
ajouter une cuillerée d'épinards ainsi qu'un peu
de persil haché. Mettre du beurre à fondre dans
la poêle et y verser le mélange comme pour une
omelette ordinaire. On obtient alors une omelette
d'une belle couleur verte. On peut, si l'on veut, la
servir en l'entourant d'une sauce Béchamel à laquelle on aura préalablement ajouté un peu d'é-
pinards pour la colorer.

Omelette aux rognons. — Faire sauter au beurre
des rognons de mouton coupés très minces, auxquels il faut ajouter du sel et des fines herbes.
Lorsque la cuisson est achevée, ajouter une pincée de farine, un verre de madère et une cuillerée de consommé. Mêler alors sur le feu, mais
sans laisser bouillir.

Casser ensuite des œufs dans une terrine, y
mettre du sel et un peu de crème battre avec une
fourchette et procéder ensuite comme pour une
omelette ordinaire, et lorsqu'elle est presque cuite
étaler les rognons dans l'intérieur, ramener les
côtés de l'omelette pour les envelopper, puis servir en retournant sur un plat, en entourant d'une
sauce.

Œufs à la neige (à la vanille). — Battre des
blancs d'œufs dans une terrine, et lorsqu'ils sont

bien fermes, ajouter du sucre en poudre, et mêler avec une cuiller en bois.

Mettre sur le feu, dans une casserole, une certaine quantité de lait avec une gousse de vanille et du sucre. Lorsque le lait est bouillant, enlever la peau qui s'est formée à la surface, prendre du blanc d'œuf dans une cuiller, en lui donnant autant que possible la forme d'un œuf, puis le laisser tomber sur le lait, le retourner doucement toujours au-dessus du lait. Mouler ainsi autant d'œufs qu'en peut contenir la casserole, couvrir et laisser pocher, sans bouillir, pendant une dizaine de minutes, puis retirer les œufs, et bien les égoutter. Lorsqu'ils sont froids, les disposer en couronne dans un plat creux et les arroser d'une crème à la vanille.

Pour faire cette crème, prendre les jaunes des œufs dont on a battu les blancs, les délayer avec un peu de sucre en poudre et un demi-verre de lait dans lequel on a fait infuser de la vanille en gousse, mettre sur le feu en tournant avec une cuiller de bois jusqu'à ce que la crème commence à s'épaissir et s'attacher à la cuiller, en ayant soin de ne pas laisser bouillir, puis la passer ensuite au tamis de crin, ou à l'étamine, et lorsqu'elle est complètement refroidie, la verser sur les œufs seulement au moment de servir sur la table. Cet entremets se sert ordinairement froid.

Œufs mousseline. — Mettre dans une casserole des jaunes d'œufs, du beurre en petits morceaux, du sucre en poudre, le jus d'un citron et un peu d'écorce de citron râpée. Mettre ensuite au bain-marie jusqu'à ce que le contenu commence à épaissir, et retirer la casserole du bain-marie en remuant encore avec une cuiller de bois pendant une ou deux minutes.

Fouetter alors les blancs d'œufs qui ont été conservés, les mélanger délicatement avec les jaunes et en remplir des petits pots à crème, qu'on recouvre de petits couvercles de papier attachés avec du fil.

Prendre alors une casserole dans laquelle on place les pots, et verser de l'eau bouillante de manière à baigner ceux-ci environ jusqu'à la moitié. Mettre le tout sur le feu et retirer dès le premier bouillon en laissant la casserole hermétiquement fermée.

Environ un quart d'heure après, retirer les pots à crème, les débarrasser des petites bandes de papier et servir le plus chaud qu'il soit possible.

Œufs au lait. — Casser des œufs frais dans une terrine et y ajouter autant de jaunes qu'il y a d'œufs entiers, du sucre en poudre, et une certaine quantité de lait dans lequel on a fait infuser une gousse de vanille, ou de l'écorce de citron. Passer à travers une passoire fine, puis verser le liquide dans un plat creux bien beurré qui est mis ensuite au bain-marie dans une casserole fermant hermétiquement, en ayant soin de ne pas laisser bouillir.

La crème est cuite au bout de vingt-cinq minutes environ. Dresser alors sur un plat, en saupoudrant de macarons écrasés. Les œufs ainsi préparés se servent à volonté chauds ou froids. On peut les aromatiser de différentes manières, café, chocolat, etc.

Omelette au rhum. —Casser des œufs dans une terrine et y ajouter un peu d'écorce de citron râpée, quelques gouttes de rhum et une ou deux cuillerées de crème. Battre le tout ensemble, et verser dans une poêle dans laquelle on a fait fondre un morceau de bon beurre.

Remuer sur le feu jusqu'à ce que les œufs commencent à prendre une certaine consistance, puis ramener alors les côtés et mettre sur un plat chaud. Saupoudrer l'omelette de sucre en poudre ; faire chauffer au rouge un tisonnier avec lequel on fait des raies de caramel sur la surface de l'omelette, puis verser un peu de rhum que l'on allume au moment même de servir.

On peut préparer cette omelette au kirsch, au madère, ou toute autre liqueur.

Omelette aux confitures. — Casser dans une terrine des œufs frais auxquels on ajoute du zeste d'orange ou de citron, et un peu de crème.

Faire fondre un morceau de beurre dans la poêle et y verser le tout, qui a été préalablement bien battu, puis remuer comme pour une omelette ordinaire. Un peu avant que la cuisson ne soit achevée, verser des confitures d'abricots, ou autres, ramener les côtés et retourner sur un plat. Saupoudrer alors de sucre en poudre et faire des raies en forme de grille avec le tisonnier rougi au feu, puis servir chaud.

Omelette soufflée. — Prendre dans une terrine des jaunes d'œufs, y ajouter du sucre en poudre et un peu de sucre, de vanille ou de citron. Travailler vigoureusement le tout pendant environ dix minutes, à l'aide d'une cuiller de bois. Battre alors dans une autre terrine les blancs d'œufs qui ont été gardés, et lorsqu'ils sont bien fermes les mélanger avec les jaunes. Verser ce liquide dans un plat creux bien beurré et mettre au four chauffé légèrement pendant 20 minutes environ. Il faut se garder de trop cuire cette omelette, un excès de cuisson la faisant tomber, lui enlevant toute sa légèreté, et servir au sortir même du four, sans aucune attente.

Omelette au chocolat. — Faire fondre sur le feu une tablette de chocolat dans un peu d'eau, puis retirer du feu et lorsque le liquide est un peu refroidi y ajouter un peu de crème et quatre jaunes d'œufs.

D'autre part, prendre les blancs de ces œufs, les battre jusqu'à ce qu'ils soient suffisamment fermes, puis les mêler délicatement aux jaunes.

Mettre fondre dans une poêle un morceau de beurre bien frais, et lorsqu'il est très chaud, verser le mélange en tournant avec une cuiller jusqu'à ce que les œufs prennent de la consistance. Quand l'omelette est cuite, la rouler sur elle-même et la servir sur un plat après l'avoir arrosée d'une sauce au chocolat.

Œufs au sabayou. — Mettre des jaunes d'œufs dans une casserole, ajouter du sucre en poudre, un verre de madère, et un peu de citron frotté sur un morceau de sucre que l'on râpe ensuite.

Fouetter au bain-marie jusqu'à ce que la sauce soit mousseuse et prise, en ayant soin de ne pas laisser bouillir. Cette sauce peut se servir avec toutes espèces de puddings. On peut employer le kirsch, le cognac, le rhum, etc., mais il faut avoir soin dans ce cas de délayer les jaunes d'œufs dans un peu d'eau, avant d'y ajouter la liqueur.

Œufs aux pommes à la Sefton. — Faire cuire des œufs durs, puis les couper par moitié dans leur largeur. Retirer alors les jaunes qu'on mélange dans une terrine, en égale quantité, avec de la marmelade de pommes bien réduite et du zeste de citron; passer cette purée dans une passoire fine et en remplir les blancs d'œufs qu'on dispose sur des tranches de brioches. Arroser ensuite avec de la marmelade d'abricot délayée dans un verre de madère et passer au tamis.

Servir froid ou chaud.

Looch. (*Voir* à Tisanes émulsives, pag. 225.)

Lait de poule. (*Voir* à Tisanes émulsives, pag. 226.)

VIANDES

VIANDES PROPREMENT DITES

Viandes : Emploi des viandes. — Le bœuf. — Le veau. — Le mouton. — Le porc. — Le lapin. — Le lièvre. — Le chevreuil. — Le sanglier. — Cuisson des viandes. — Viandes rôties, grillées, bouillies, en sauces. — Choix des morceaux. — Abatis. — Bœuf rôti. — Filet au jus, au madère. — Beefsteack. — Bœuf aux carottes. — Bœuf braisé. — Bouillon (*Voir à Potages*). — Boulettes de viande crue. — Veau. — Escalopes de veau. — Langue de veau. — Langue rôtie. — Veau en grillades, vin blanc, sauce blanche. — Côtelettes de veau panées. — Côtelettes au naturel, grillées. — Cervelle de veau beurre noir, frite. — Veau aux carottes. — Rognons de veau sautés, grillés. — Mouton et agneau. — Côtelettes de mouton grillées. — Gigot rôti, bouilli. — Cervelle de mouton. — Rognons de mouton. — Langue de mouton. — Epaule de mouton bouillie. — Gelées de viande de bœuf, de veau, de pieds de veau, veau au lait, de veau et poulet, dite à la corne de cerf.

MAMMIFÈRES, OISEAUX, REPTILES

Emploi des viandes. — Les viandes doivent faire partie, à un degré essentiel, de l'alimentation des malades et des convalescents, à titre de nourriture et de toniques, puisque leur rôle est tout autant de soutenir que de fortifier.

Toutes les viandes ne peuvent convenir à un malade ni même à un convalescent : les unes sont indigestes à cause de leur dureté ou de leurs graisses, les autres insuffisantes à cause de leur manque de substances. S'il faut admettre un choix dans les viandes, il faut aussi en admettre un autre dans le choix des morceaux et dans la façon de les accommoder ; car il ne faut jamais se préoccuper plus de la saveur ou de l'aspect que du côté hygiénique ou digestif d'une viande, sans compter qu'il est facile de concilier l'un et l'autre.

MAMMIFÈRES

Les mammifères comestibles les plus usités sont :

1º Le bœuf ;
2º Le veau ;
3º Le mouton ou l'agneau ;
4º Le porc ;
5º Le lapin ;
6º Le lièvre ;
7º Le chevreuil ;
8º Le sanglier ;

Les viandes de cheval, mulet, âne, chèvre, chameau, ours, quoique parfaitement comestibles, sont peu employées ; il convient pourtant de faire une exception pour la viande de cheval usitée dans plusieurs grandes villes ; elle n'est ni mauvaise ni malsaine et peut s'accommoder exactement comme la viande de bœuf.

LE BŒUF

La viande de bœuf — ou celle de vache — est la viande la plus nourrissante et la plus fortifiante, mais par conséquent elle est la plus excitante, souvent très irritante, et en général moins facile que d'autres à digérer; c'est-à-dire que ce n'est pas celle qu'on doit donner en premier lieu, en quittant la diète, à un malade, ou à un convalescent.

La viande de bœuf est d'un rouge clair et le gras en est jaune, tandis que la viande de vache est d'un rouge plus sombre et que la graisse en est blanche.

LE VEAU

La viande de veau est une viande peu nourrissante, et sur l'hygiène de laquelle les opinions sont différentes ; suivant les uns, elle est assez légère pour être comparée à la viande de poulet, et par conséquent indiquée aux estomacs délicats; suivant les autres, elle est lourde, et exige un assaisonnement énergique pour être digestible.

Il faut éviter de choisir de la viande de veau trop jeune, car, outre sa fadeur, elle amène souvent des crampes d'estomac.

LE MOUTON

La viande de mouton est aussi nourrissante que la viande de bœuf, et peut être donnée, ou employée dans les mêmes cas, et le même régime des malades et des convalescents.

L'agneau, moins tonique que le mouton, est, comme aliment réparateur, au même niveau que le poulet.

LE PORC

La viande de porc est, en général, interdite aux malades et aux convalescents.

La viande de porc salée, fumée, et tout ce qui dérive de la charcuterie, boudins, saucisses, galantine, jambons, etc., etc., est également interdit aux malades, aux convalescents, aux personnes qui souffrent de l'estomac, ou sujettes à des maladies de la peau.

LE LAPIN

La viande de lapin, qui, à cause de sa mollesse et de sa blancheur, semble se rapprocher de la viande du poulet, est en général indigeste, et cela d'autant plus qu'ordinairement elle est préparée avec des sauces au vin, au poivre, et autres condiments interdits aux malades ; c'est tout au plus si la viande du lapin peut, dans un cas imprévu, servir à faire du bouillon (*Voir* à *Bouillons*, pag. 28.)

Le lapin de garenne se rattache au lièvre. (*Voir* ci-dessous.)

LE LIÈVRE, LE CHEVREUIL, LE SANGLIER

Le lièvre — et le lapin de garenne, — le chevreuil, le sanglier, et, en général, le gibier sont interdits aux malades, aux convalescents et souvent aux personnes délicates de l'estomac, sous quelque forme que ce soit.

Cuisson des viandes. — Il faut, pour les malades et les convalescents, préparer les viandes d'une manière simple et saine.

Viandes rôties. — La viande rôtie est une des meilleures façons de préparer la viande pour l'hygiène des malades et des convalescents ; parce que non seulement c'est une façon simple, mais parce que la viande conserve tout le suc nourrissant qu'elle contient.

Il ne faut pas que la viande rôtie soit ni trop saignante ni trop desséchée ; quand la viande est par trop desséchée, elle est désagréable et sans sucs, par conséquent lourde et peu nourrissante ; en revanche, saignante, violacée, elle provoque souvent des vers, lombrics, ténias, oxyures, qui n'ont d'autre origine que cette habitude, sans posséder cette abondance de qualités toniques qu'on lui attribue.

La meilleure manière de rôtir la viande est à la broche devant un feu vif de bois ou de charbon ; il ne faut pas mettre la viande devant le feu tant que celui-ci n'est pas ardent, sinon la viande reste molle ou gluante ; une seconde condition, aussi indispensable que celle d'un feu vif, est d'arroser souvent le rôti ; on peut aussi faire des rôtis au four, dans un plat creux, en arrosant souvent avec de l'eau et du beurre.

Les seules viandes qui peuvent être servies rosées ou saignantes sont le bœuf et le mouton ; car le veau, l'agneau, le porc, et tous les oiseaux doivent être bien cuits.

Temps de la cuisson :

Un kilog. de bœuf..	Une heure.
Un kilog. de veau...	Trois quarts d'heure.
Un kilog. de mouton.	Trois quarts d'heure.
Un kilog. de porc..	Une heure.
Un poulet moyen...	Trois quarts d'heure.
Un pigeon.........	Une demi-heure.
Un canard.........	Trois quarts d'heure.
Un canneton......	Une demi-heure.
Un perdreau......	Une demi-heure.
Une bécasse......	Une demi-heure.
Une alouette.....	Vingt minutes.

Viandes grillées. — Après les viandes rôties, les viandes grillées sont aussi une fort bonne préparation, étant aussi simples et aussi nourrissantes ; mais quoique encore plus facile à faire, les viandes grillées présentent souvent le tort de remplir l'appartement de fumée.

Pour griller une viande il faut la choisir maigre, car la graisse, en fondant sur le feu, donne une odeur désagréable, le feu doit être vif, mais pas au point de noircir la viande ; si le feu était trop ardent, il faut le couvrir avec un peu de cendre.

Viandes bouillies. — Les viandes bouillies doivent, autant que possible, être écartées du régime des malades et des convalescents ; par leur long séjour dans l'eau, elles ont perdu leur suc et leur saveur, elles sont donc lourdes sans être nourrissantes ; il y a pourtant une façon de conserver à la viande bouillie ses qualités, c'est de ne la placer qu'à l'eau bouillante, à gros bouillons ; dans ce cas les pores de la viande se resserrent, et ne perdent aucune de leurs qualités ; il va de soi que, dans ce cas, le bouillon est moins tonique. (*V.* à *Bouillons*, page 23, Bouillon à la Péruvienne).

Viandes en sauce. — Les sauces, les ragoûts sont, à quelques exceptions près, défendus comme indigestes.

Choix des morceaux de la viande :
Dans le bœuf :
1° L'*aloyau*, puis le roastbeef, les beefsteak, rôtis et grillades ;
2° Les *côtes* ou *entre-côtes*, également pour le roastbeef, les beefsteak, rôtis et grillades ;
3° La *culotte*, pour bouillis ou grillades ;
4° Le *filet* pour roastbeef et beefsteak, rôtis et grillades ;
5° Le *gîte à la noix* pour bouillis, bouillons et viandes au jus ;
6° Le *jarret*, pour jus ou gelées ;
7° Le *paleron*, pour pot-au-feu maigre ;
8° La *plate-côte*, pour pot-au-feu gras ;
9° La *poitrine*, pour pot-au-feu, spécialement.
Dans le veau :
1° Le *carré*, pour rôtir ou au jus ;
2° La *cervelle*, en sauce ;
3° Les *côtelettes*, grillades ou en sauce ;

4° Le *cuissot*, pour rôtir ou au jus ;

5° La *fraise*, pour le bouillon ;

6° La *langue*, au jus ;

7° La *longe*, rôtis et sauces ;

8° Le *mou*, pour les bouillons ;

9° La *noix*, rôtis et sauces ;

10° Les *pieds*, bouillis, pour jus et gelées ;

11° Les *rognons*, grillades ;

Dans le mouton et l'agneau : mêmes morceaux et mêmes applications que dans le bœuf et le veau.

Les abats. — Les abats ou abatis sont des parties de la viande d'une valeur moindre, si ce n'est comme goût, au moins comme alimentation ; quelques-unes mêmes sont interdites comme trop lourdes ou trop graisseuses.

Abats permis.

Les rognons,

La fraise,

La cervelle,

Les pieds,

La langue,

Abats défendus :

Le foie,

Les tripes (andouilles, gras-double, etc.),

Les têtes,

Le ris de veau,

La moelle.

BŒUF

Rôti de bœuf. — Choisir une livre de bœuf (filet, faux-filet, entre-côte) sans graisse, le mettre à la broche en le saupoudrant de sel, arroser souvent avec de l'eau et du beurre fondu.

Le rôti au four demande à être arrosé encore plus souvent.

Filet au jus. — Aplatir une tranche de filet, la saupoudrer légèrement de sel, la rouler et la ficeler, la mettre dans une casserole avec du beurre, un peu de bouillon, laisser cuire à feu lent, et servir avec une tranche de citron.

Filet au madère. — Choisir un morceau de filet et le mettre dans une lèche-frite avec beurre, sel, un oignon et une carotte, arroser très souvent avec du bouillon.

Faire une petite sauce avec du bouillon, pincée de farine, laisser roussir, vin de Madère, le jus de la viande, en couvrir le filet quelques minutes et servir bien chaud.

Beefsteaks. — Couper des tranches de viande et les battre fortement, de manière à ce que la viande soit brisée, en rapprocher les chairs, les cuire à la poêle ou sur le gril, à feu vif pendant dix minutes ; verser avec beurre et quelques gouttes de citron.

Bœuf aux carottes. — Choisir un morceau maigre, tranche ou cuisse, et un demi-pied de veau, les mettre dans une casserole avec eau, bouillon, carottes en tranches, sel, un oignon, bouquet garni, une bonne cuillerée d'huile, faire cuire à petit feu, et rajouter, s'il le faut, un peu de bouillon ; au moment de servir, un demi-verre de vin rouge.

Cette recette prend un goût encore plus fin, en mettant, au lieu de vin rouge, du vin de Malaga.

Bœuf braisé. — Prendre un morceau de tranche,

mince, une livre; foncer une casserole avec oignons et carottes émincies, poser la viande dessus, saupoudrer de sel, mouiller avec un peu de bouillon, fermer et cuire à feu lent pendant trois heures. Passer et dégraisser le jus avant de le servir.

Langue de bœuf à la provençale. —Prendre un morceau de langue de bœuf, la mettre sur un gril au-dessus d'un feu vif de façon à ce que la peau gonfle et pouvoir ensuite l'enlever facilement, la mettre dans une casserole avec oignons, sel, bouquet, eau, huile, un filet de vinaigre, cuire très lentement en mouillant avec de l'eau si c'est nécessaire.

Bouillons (*Voir* à Potages, pag. 21.)

Boulettes de viande crue. — Prendre un morceau de filet, le râper, le passer par une passoire, pétrir cette pâte avec un peu de sel et une pincée de noix de muscade râpée, faire des petites boules de la grosseur d'une noisette.

Ces boulettes se prennent dans un potage quelconque.

VEAU

Veau aux asperges. — Prendre un morceau de veau, le placer dans une casserole avec beurre, sel, oignons, bouquet et un peu de bouillon; à moitié cuisson, ajouter un peu de vin blanc; au moment de servir, jeter dans ce jus des pointes d'asperges cuites et refroidies, les réchauffer vivement et servir.

Escalopes de veau. — Découper un morceau de veau en tranches, puis les tremper dans de l'œuf battu, les rouler dans de la chapelure (mie de pain) et les cuire dans une casserole avec beurre, sel, jusqu'à ce qu'elles soient bien dorées.

On sert les escalopes, soit seules, avec des tranches de citron, soit entourées de purée de pommes de terre, de chicorée, d'épinards.

Langue de veau. — Prendre une langue de veau, la placer crue sur un gril, au-dessus d'un feu vif, de façon à ce que la peau gonfle et se détache en la râclant à l'aide d'un couteau ; la mettre à cuire dans du bouillon, puis servir arrosée d'une sauce blanche. (*Voir* à Sauces, page 101.)

Langue rôtie. — Préparer comme il est dit ci-dessus, et, à moitié cuisson, ôter du bouillon, la mettre dans un plat creux, l'arroser avec du jus de rôti, et placer au four en l'arrosant souvent.

Veau grillades. — Prendre un morceau de rouelle, y découper des fines tranches, les tremper dans du beurre, saupoudrer de sel, et placer sur un gril pendant cinq minutes.

Veau au vin blanc. — Préparer comme pour le *veau en grillades*, puis mettre dans une casserole avec un doigt de bouillon et un verre de vin blanc.

Veau sauce blanche. — Choisir des morceaux de poitrine plutôt maigres que gras, les mettre à cuire dans de l'eau bouillante avec sel, oignons et bouquet garni ; après cuisson, égoutter et tenir au chaud ; avec le bouillon restant préparer une sauce blanche (*Voir* à Sauces, page 101), le verser sur les morceaux et servir bien chaud.

Côtelettes de veau panées.— Tremper chaque côtelette dans de l'œuf battu, puis dans de la chapelure (mie de pain sèche et pulvérisée), saupoudrer de sel, cuire à la poèle, à feu lent, dans du beurre, en retournant à mesure que les côtelettes prennent une couleur dorée. Oter les côtelettes, les placer au chaud, verser quelques cuillerées d'eau ou de bouillon dans la poèle et arroser les côtelettes avec ce jus.

Côtelettes au naturel.—Cuire les côtelettes à la poèle ou au four en les arrosant de beurre et de bouillon, puis laisser mijoter sur le côté du feu.

Côtelettes grillées.— Tremper chaque côtelette dans du beurre et les griller à feu vif. Servir avec purée de chicorée ou de pommes de terre.

Cervelles de veau beurre noir. — Enlever la peau à deux cervelles de veau, en ayant soin de ne pas les briser, les laver à l'eau bouillante, puis les mettre à cuire avec sel, oignons, carottes, bouquet, eau et vinaigre, les égoutter, les poser sur un plat et les arroser de beurre noir. (*Voir* à Sauces, page 101.)

Cervelle frite.— Prendre une cervelle, enlever la peau, et faire dégorger une heure à l'eau froide, retirer, égoutter et mettre à cuire vingt minutes dans de l'eau salée, égoutter à nouveau, tremper dans du blanc d'œuf, rouler dans de la mie de pain et frire au beurre, servir avec filet de citron.

Veau aux carottes ou veau braisé. — Faire revenir un quasi ou longe de veau, puis le placer dans une casserole avec oignons, sel, bouquet, carottes coupées en rondelles, mouiller avec du bouillon, et faire cuire très lentement.

Rognons de veau sautés. — Prendre trois rognons de veau, enlever la peau et le gras, les couper en petites tranches. Mettre un peu de beurre dans une poêle, le fondre, y jeter les rognons, faire sauter à feu vif pendant quatre minutes, avec sel, une petite pincée de muscade, ajouter deux pincées de farine, bouillon, laisser mijoter une minute et servir.

Rognons de veau grillés. — Prendre des rognons, enlever la peau, les fendre en deux sans les séparer complètement, et les enfiler dans une brochette de façon à ce qu'ils restent ouverts et puissent bien se présenter au feu, les tremper dans du beurre ; les placer cinq minutes sur un feu vif, ôter les brochettes, et étaler au fond d'un plat avec boulettes de beurre et tranche de citron.

MOUTON ET AGNEAU

Côtelettes de mouton. — Autant que possible enlever la partie grasse.

A la poêle. — Mettre à cuire avec un peu de beurre et sel dans une poêle, feu vif.

Sur le gril. — Mettre à cuire sur le gril, à feu doux et couvert.

Nota. — Quelques cuisiniers, avant de placer les côtelettes sur le gril, les trempent dans de l'huile ou dans du beurre fondu.

On peut servir les côtelettes avec une garniture de pommes de terre frites, ou une purée de chicorée.

Gigot rôti. — Prendre un gigot et le rôtir, soit au four, soit à la broche, en l'arrosant toutes les dix minutes; avant de servir le jus, avoir soin de le bien dégraisser.

Gigot bouilli à l'anglaise. — Faire désosser un gigot tout en conservant le manche, l'envelopper d'une couche de farine, rouler dans un linge, le ficeler, et le placer dans de l'eau bouillante, avec sel, carottes, navets et oignons. — Après deux heures de cuisson, développer et servir.

Nota. — Le gigot ainsi cuit est plus facile à digérer que le gigot rôti.

Cervelles de mouton. (*Voir* à Cervelles de veau, page 80.)

Rognons de mouton. (*Voir* à Rognons de veau, page 81.)

Langue de mouton. (*Voir* à Langue de veau, page 79.)

Epaule de mouton bouillie. — Choisir une belle épaule et la faire arrondir, la mettre dans une

casserole avec un pied de veau, carottes, beurre,
et faire prendre une belle couleur, arroser ensuite
avec du bouillon ; sel, et laisser cuire à feu très
lent pendant deux heures et demie jusqu'à ce que
le jus soit épais, et s'en servir pour arroser l'é-
paule au moment de servir.

GELÉES DE VIANDES

Gelée de viande de bœuf. — Prendre une demi-
livre de viande de cuisse de bœuf, un jarret, un
pied de veau, et un litre et demi d'eau ; faire cuire,
écumer, ajouter sel et carottes ; après deux heures
de cuisson, verser dans la casserole une demi-
bouteille de vin blanc, écumer, couvrir, et faire
mijoter encore une heure. Filtrer le bouillon à
travers une serviette ; laisser refroidir ; quand il
est froid, et devenu gelée, enlever la couche de
graisse, remettre la gelée sur le feu ; briser un
œuf, en prendre le blanc et la coquille, y ajouter
le jus d'un citron, battre le tout, et le jeter dans le
bouillon bouillant ; quand le bouillon est bien
clair, filtrer à nouveau à travers une serviette, et
verser dans des petits bols de porcelaine ; garder
au frais.

Gelée de viande de veau. — Prendre une demi-
livre de jarret, ou de mou de veau, deux carottes
et trente grammes de corne de cerf rapée ; placer
le tout dans une casserole en terre neuve, avec
un litre d'eau, et laisser bouillir jusqu'à réduction
de la moitié ; mettre sur le côté du feu, ajouter

une poignée de feuilles de cresson, et une poignée de feuilles de tussilage, les deux herbes nettoyées et coupées ; remettre sur le feu, laisser bouillir dix minutes, filtrer à travers une serviette, et le placer au frais pour qu'il se prenne en gelée.

Nota. — Cette gelée est adoucissante pour la poitrine et peut être donnée, sans danger, même dans des cas de gravité.

Gelée de pieds de veau à l'orange. — Prendre un demi-litre de colle de pied de veau fondue, y mêler deux cents grammes de sucre en poudre et le jus de deux oranges, faire fondre ; puis battre deux blancs d'œufs en neige, les ajouter au bouillon, poser la casserole sur le feu, et battre jusqu'au moment où le bouillon commence à bouillir, mettre sur le côté du feu, et exprimer le jus d'une troisième orange, couvrir avec une tourtière et garnir celle-ci de braise allumée pendant quinze minutes ; filtrer à la serviette, exprimer dans la gelée, avant qu'elle ne soit prise, le jus d'une quatrième orange.

Cette gelée est presque un entremets.

Gelée de veau au lait. — Prendre un pied de veau blanchi, le désosser, le couper en petits morceaux, le mettre dans une petite casserole en terre, le couvrir de lait très frais, et faire cuire à feu très lent pendant quatre heures, en ajoutant du lait au fur et à mesure, de façon à en garder toujours la même quantité qu'au commencement. Filtrer, sucrer et verser dans un vase en cristal ; faire prendre au frais.

Gelée de veau et poulet. — Prendre un jeune poulet pas trop gras, et le mettre dans trois litres d'eau avec quatre cents grammes de jarret de veau; faire bouillir, ajouter un pied de veau coupé en six morceaux, écumer, et mettre carottes, poireau, sel, et une poignée d'amandes douces épluchées ; laisser cuire à feu très lent quatre à cinq heures, filtrer à travers une serviette, laisser refroidir, enlever la graisse, remettre la gelée dans une bassine, et quand elle est de nouveau bouillante, y mêler une rondelle de citron, et quatre blancs d'œufs fouettés, battre cinq minutes, passer de nouveau à travers une serviette, et verser dans des petits pots ; garder au frais.

Gelée dite à la corne de cerf. (Vieille recette.)— Choisir une forte poule, un jarret de veau de sept cents grammes environ, les mettre dans deux litres d'eau, laisser bouillir trois heures, passer à travers une serviette, refroidir et dégraisser, verser dans une terrine, ajouter une demi-cuillerée à café de vinaigre et cent vingt-cinq grammes de sucre en poudre, pincée de sel, pincée de cannelle, mélanger, remettre sur le feu, laisser bouillir dix minutes, casser trois œufs entiers avec leurs coquilles, les battre légèrement, ajouter au bouillon, et faire bouillir jusqu'à ce que la gelée soit réduite à sept cents grammes, filtrer à travers une serviette mouillée et placer dans un endroit frais.

VOLATILES ET POISSONS

I

OISEAUX

Oiseaux. — Oiseaux permis aux malades. — Préparation des oiseaux. — Bécasse à la minute, bécasse rôtie. — Caille rôtie, caille en papillotte. — Dindon rôti, dindon au riz. — Ailerons de dinde. — Faisan rôti. — Mauviette rôtie. — Perdrix rôtie, perdrix au jus. — Pigeons rôtis, pigeons en compote. — Pintade rôtie. — Poulet rôti. — Poule au riz. — Poule au blanc. — Poulet froid en mayonnaise.

La plupart des oiseaux conviennent aux malades et aux convalescents, tant les oiseaux de basse-cour que les oiseaux sauvages, à condition, bien entendu, que ces derniers soient frais, car le faisandage ou, à proprement parler, la viande trop ancienne et par conséquent à moitié pourrie, malsaine pour tout estomac, l'est encore bien plus pour un estomac délicat. Soit dit en passant, jamais coutume n'a été ni plus malsaine, ni plus dégoûtante, puisqu'elle équivaut à manger une viande en décomposition.

Les oiseaux les plus usités sont :

1° La bécasse,	7° L'oie,
2° La caille,	8° La perdrix,
3° Le canard,	9° Le pigeon,
4° Le dindon,	10° La pintade,
5° Le faisan,	11° Le poulet,
6° La mauviette,	12° La sarcelle.

Oiseaux permis aux malades. — Sauf l'*oie* et *le canard*, indigestes à cause de leur graisse, tous les autres oiseaux sont permis aux malades ; il va de soi que les oiseaux sauvages, tels que la bécasse, la caille, le faisan, la perdrix, etc., etc., le gibier, en un mot, doit être frais, le faisandage est absolument défendu aux malades.

Préparation des oiseaux. — Le rôtissage est la meilleure façon de préparer, en général, un oiseau destiné à un malade ou à un convalescent ; néanmoins, on peut user de quelques autres façons, soit par bouillons, soit par des jus excessivement simples.

BÉCASSES

Bécasses à la minute. — Flamber et préparer une ou deux bécasses, les mettre dans une casserole avec un gros morceau de beurre, sel, petite pincée de muscade, les faire sauter pendant dix minutes, ajouter un peu de vin blanc, un peu de citron, un peu de mie de pain, faire cuire un quart d'heure et servir.

Bécasses rôties. — Préparer et flamber les bécasses, les envelopper d'une barde de lard et les mettre rôtir.

Si l'on n'a point de lard, arroser avec du beurre fondu.

CAILLES

Cailles rôties. — Plumer, éplucher et vider les

cailles, les envelopper d'une feuille de vigne, puis d'une barde de lard et faire cuire à feu doux.

Cailles en papillottes. — Plumer, éplucher et vider les cailles, les saupoudrer de sel, et les envelopper d'une barde de lard; choisir une feuille de papier, la beurrer et envelopper chaque caille, puis les cuire sous la cendre chaude pendant une demi-heure.

DINDONS

Dinde rôtie. — Plumer, vider et flamber, garnir d'une barde de lard et envelopper d'une feuille de papier beurré; mettre à cuire à la broche à feu modéré.

Pour un dindon de trois kilos, il faut en moyenne une heure et quart de cuisson.

Dinde au riz. — Couper en morceaux les restes d'un dindon rôti. Cuire un quart de livre de riz dans du bouillon, — avec oignon et beurre si on veut; — à moitié cuisson, ajouter les morceaux de dinde, une très petite pincée de muscade, mêler et servir.

Ailerons de dinde. — Prendre quatre ailerons de dinde et un abatis entier; mettre dans une casserole les ailerons, le cou, réserver le gésier et le foie; faire revenir avec beurre, ajouter oignons, bouquet, sel, bouillon, carotte coupée en morceaux, le gésier et le foie hachés très menus, faire cuire doucement, et servir avec une purée de pommes de terre ou de chicorée.

Ces ailerons, qu'on se procure facilement dans les grandes villes, varient agréablement le dîner d'un malade, une dinde étant trop grosse et forçant à être préparée différents jours de suite.

FAISANS

Faisan rôti. — Plumer, vider, flamber et envelopper le faisan d'une barde de lard, embrocher et rôtir à feu modéré pendant trente minutes.

MAUVIETTES

Mauviettes rôties. — Plumer, flamber et retirer le gésier, barder chaque oiseau avec une bande de lard, et en embrocher six à la fois, mettre à rôtir devant feu doux pendant quinze minutes.

Nota. — On prépare de cette façon les alouettes, les ortolans, les becs-figues et tous les petits oiseaux en général.

PERDRIX

Perdrix rôties. — (*Voir* à Faisan rôti.)

Perdrix au jus. — Même préparation que pour les *ailerons de dinde* (*Voir* plus haut), excepté qu'on commence par découper la perdrix en quatre parts.

PIGEONS

Pigeon rôti. — Plumer, vider et flamber, puis embrocher et rôtir à feu lent en arrosant d'eau et de beurre; servir avec le jus.

Pigeon en compote. — Plumer, flamber, vider et couper par la moitié deux pigeons; les mettre dans une casserole avec un morceau de beurre, faire blondir, les enlever, ajouter à ce beurre deux pincées de farine, un peu de bouillon, oignon, bouquet, sel et le foie du pigeon haché; au bout de quelques minutes d'ébullition, y jeter le pigeon, et laisser mijoter lentement pendant quarante minutes; servir avec le jus qui doit être diminué des deux tiers.

Nota. — La viande du pigeon est échauffante; il ne faut pas la donner à un malade encore faible, mais à un convalescent déjà fortifié par une certaine nourriture.

PINTADES

Pintade rôtie. — (*Voir* à Faisan rôti.)

POULETS

Poulet rôti. — Choisir un jeune poulet, tendre, ou à la rigueur une jeune poule grasse, vider, flamber, ficeler et rôtir, soit à la broche, soit au four.

Avoir soin de ne donner au malade que les morceaux dépourvus de graisse.

Poule au riz. — Prendre une jeune poule grasse, la flamber, la vider et lui laisser ses abatis; la mettre dans une casserole, complètement baignée d'eau, avec sel, oignon, carottes, bouquet. Quand la poule est cuite, la laisser sur le côté du feu, passer le bouillon, et y jeter le riz que l'on veut (deux doigts de bouillon au-dessus du riz...). Le riz doit absorber le bouillon en cuisant très lentement; servir le riz et la poule par-dessus.

Poule au jus. — Choisir une jeune poule tendre, vider, flamber ; la faire revenir et blondir dans du beurre, ajouter alors une tasse de bouillon, sel, un oignon, et cuire à feu lent, en ayant soin de ne pas laisser attacher.

Poule au blanc. — Préparer comme la poule au riz ; quand l'oiseau est cuit, faire une béchamel avec le bouillon et servir la poule coupée en morceaux et arrosée avec la sauce. (*Voir* à Sauces, page 101.)

Poulet froid en mayonnaise. — On peut toujours utiliser un morceau de poulet froid soit rôti, soit bouilli, à l'aide d'une sauce mayonnaise. (*Voir* à Sauces, page 101.)

II

POISSONS

Poissons. — Poissons de mer. — Préparation des poissons. — Courts bouillons, ordinaires, à la nantaise, au vin blanc, au bleu. — Sauces pour les poissons. — Bar au naturel. — Éperlans à l'anglaise, frits. — Harengs frais à la paysanne. — Limandes entre deux plats. — Maquereau grillé. — Sole frite. — Sole au four. — Truite aux jus. — Poissons d'eau douce. — Préparation de poissons. — Brochet à la broche. — Carpe au bleu. — Perche au beurre noir. — Reptiles et batraciens. — Mollusques. — Crustacés et coquillages.

Les poissons d'eau salée, ou d'eau douce, offrent

aux malades et aux convalescents, une variété de chair spéciale entre la diète liquide, faite de bouillons, et la diète solide, faite d'aliments.

Les poissons sont en général légers, digestibles et sains ; pourtant il ne faut jamais les donner à un malade ou à un convalescent sans l'autorisation du médecin, puisqu'il est des cas, tels que les maladies de la peau, rhumatismes, maladies de l'estomac ou du foie, où ils sont défendus.

Il ne faut donner aux malades et aux convalescents que du poisson frais ; les poissons salés, marinés, saurés, fumés, conservés à l'huile, secs, etc., etc., sont absolument défendus.

On reconnaît la fraîcheur du poisson par les ouïes, qui doivent être rouges, luisantes et sans aucune odeur ; par l'œil, qui doit être bombé et brillant, très clair, très transparent, enfin le corps du poisson doit être ferme, car si les ouïes sont noirâtres, si l'œil est plat ou enfoncé, si le corps est mou, le poisson n'est pas frais. — Dernier détail : pendant les grandes chaleurs, il vaut mieux se borner aux poissons d'eau douce que l'on prend dans des viviers, ou sinon examiner très rigoureusement les poissons de mer bon marché, les poissons de luxe étant souvent conservés dans la glace, à l'aide d'injections absolument malsaines.

POISSONS DE MER

Le poisson de mer est le plus nourrissant des poissons, le plus savoureux, mais aussi le plus irritant.

Il y a deux sortes de poissons de mer : le poisson de la côte, et le poisson de la haute mer; d'après les uns, le poisson de la côte est plus gélatineux qu'huileux, par conséquent moins indigeste ; d'après les autres, tout poisson à peau lisse, sans écailles, serait plus lourd, plus difficile à digérer.

Les poissons préférables pour les malades sont :

Le bar,	Le merlan,
La barbue,	Le mulet,
L'éperlan,	Le rouget ou grondin,
Le hareng (frais),	La sole,
Le maquereau,	La truite.

Il existe encore une foule d'autres poissons de mer, tels que l'alose, la vieille, la raie, le thon, le saumon, l'anguille, etc., etc., mais leur chair, plus compacte, peut être plus difficile à digérer.

Préparation des poissons. — En principe, la plus simple préparation pour un poisson destiné à un malade est de le cuire à l'eau, en court-bouillon, et de le servir avec une sauce; le poisson grillé est également une recette simple et agréable; le poisson en sauce est en général lourd, non à cause du poisson lui-même, mais de tous les condiments qu'on ajoute à la sauce; si l'on se décide à le faire ainsi, il faut choisir des sauces très peu épicées, en exclure le vin, les champignons, les coulés, le gratin, etc., etc. ; quant au poisson frit, il est tout aussi lourd, à cause de la farine où il est roulé et de la quantité de graisse qu'il absorbe. Le poisson en marinade est absolument interdit.

Courts-bouillons :

Ordinaire. — Eau, de façon à baigner complètement le poisson, sel, carottes, laurier, thym, girofle, et un filet de vinaigre.

A la nantaise. — Moitié eau, moitié lait, sel ; ce court-bouillon est excellent pour les malades en ce sens que le lait modifie la nature résistante des poissons de mer.

Au vin blanc. — Eau et un verre de vin blanc, sel, carottes, laurier, thym, girofle.

Au bleu. — Eau et un verre de vin rouge, puis même assaisonnement que pour le court-bouillon *ordinaire*, plus haut.

En général, tous les poissons peuvent se préparer au court-bouillon, mais quelques-uns, à cause de leur forme, telle la sole, ou de leur petitesse, tel l'éperlan, doivent être faits d'autre façon ; les meilleurs poissons au court-bouillon sont : le bar, la barbue, le maquereau, le mulet, le rouget et la truite.

Sauces pour les poissons au court-bouillon. — Les meilleures sauces pour les poissons au court-bouillon sont : la *sauce Béchamel, sauce blanche à l'eau, sauce Hollandaise ou sauce Mayonnaise*, qu'on sert dans une saucière à part. (*Voir* à Sauces, page 101.)

On peut aussi manger un poisson cuit au court-bouillon avec un filet de citron, ou arrosé d'huile et de vinaigre.

Bar au naturel. — Écailler, vider et couper les nageoires à un petit bar, le laver à grande eau et essuyer avec soin. Faire fondre du beurre, y tremper le bar, saupoudrer de sel, envelopper dans une feuille de papier blanc beurré et mettre sur le gril à feu doux ; laisser griller pendant vingt-cinq minutes, développer et servir avec rondelles de citron.

Éperlans à l'anglaise. — Vider, écailler et essuyer les éperlans ; les mettre dans une casserole avec sel, la moitié d'un citron en tranches sans zeste, un verre de vin blanc, trois verres d'eau, et quand ce mélange est bouillant, y jeter les éperlans ; après cuisson, égoutter, et servir avec une sauce mayonnaise.

Éperlans frits. — Vider, écailler et essuyer les éperlans ; faire fondre et bouillir à grand feu, dans une poêle, soit de l'huile, soit du beurre, y jeter les éperlans ; après cuisson les rouler dans une serviette vivement pour extraire la graisse, et servir, saupoudré de sel fin.

Nota. — Quand on frit des éperlans pour un malade, il ne faut pas les rouler dans de la farine.

Harengs frais à la paysanne. — Vider les harengs, ràcler, laver, essuyer, et mettre dans une casserole avec un demi-quart de beurre, un peu d'eau, un verre de vin, oignon et bouquet; faire cuire à feu vif, casserole découverte; à mi-cuisson ajouter un filet de vinaigre; enlever les harengs, faire réduire le jus, saupoudrer d'une pincée de farine et servir ensemble les harengs et la sauce.

Limandes entre deux plats. — Écailler, vider, laver et essuyer deux limandes. Mettre au fond d'un plat creux beurre et oignons, sel; quand le beurre est fondu, coucher dessus les limandes, et mettre à cuire à feu doux avec feu dessus et dessous. Au moment de servir, arroser de citron; servir dans le plat où elles ont cuit.

Maquereau grillé. — (*Voir* à *Bar au naturel*, page 95.)

Soles frites. — Enlever la peau des deux côtés, couper la tête et les barbes, vider, laver et essuyer; tremper dans du lait, puis rouler dans de la farine — très peu de farine — et jeter dans une friture bien chaude pendant dix minutes; égoutter, saupoudrer de sel fin, et servir avec tranches de citron.

Nota. — Cette façon de préparer les soles, quoique fort simple, est un peu lourde, à cause de la quantité de graisse que la farine absorbe.

Sole au four. — Enlever la peau, comme il est

dit ci-dessus, puis, une fois prête, faire fondre du beurre dans un plat allant au feu, y coucher la sole, la saupoudrer de sel, remettre par-dessus du beurre, un doigt de vin blanc, chapelure et cuire au four.

On peut, en l'absence de four, cuire avec feu dessus et dessous.

Truite au jus. — Vider, laver et essuyer la truite; bouillir quelques oignons, puis les égoutter, les faire dorer légèrement dans du beurre, ajouter un peu de farine, sel, du bouillon et un doigt de vin blanc; si la truite est grande, la couper en morceaux et faire cuire en mijotant lentement.

POISSONS D'EAU DOUCE

Le poisson d'eau douce est un mets sain et agréable pour les malades et les convalescents, mais il est léger, et peu nutritif; le poisson d'eau douce est d'autant meilleur que l'eau où il vivait est pure et limpide, il faut donc rejeter les poissons d'eau douce pêchés dans les étangs vaseux ou au-dessous des grandes villes.

Les poissons d'eau douce les plus usités sont:

La brème,	Le goujon,
Le brochet,	La perche,
La carpe,	La truite.

PRÉPARATION DES POISSONS. — Tout ce qui a été dit plus haut au sujet de la préparation des poissons de mer peut s'appliquer aux poissons d'eau douce, sauf qu'il est préférable, à cause de leur chair peu huileuse, de les présenter plutôt au court bouillon, accompagnés d'une sauce, que grillés ; — on peut donc se reporter aux mêmes sauces. (*Voir* à Sauces, pag. 101.)

Brochet à la broche. — Vider et écailler le brochet, lui faire de petites incisions, l'embrocher dans le sens de la longueur, le placer devant feu doux et l'arroser de beurre — ou d'huile, — mêlé de citron ou de vinaigre. Quand il est cuit, employer le contenu de la lèchefrite, en y mêlant quelques pincées de farine, servir le brochet sur un plat arrosé de ce jus.

Carpe au bleu. — Vider, râcler et essuyer une carpe, la mettre dans de l'eau de façon à ce qu'elle baigne complètement, un verre de vin rouge, sel, carottes, oignons, laurier.

Servir avec une sauce hollandaise. (*Voir* à Sauces, pag. 101.)

Perche au beurre noir. — Vider, écailler et laver une perche, la cuire au court-bouillon ordinaire et servir avec une sauce au beurre noir. (*Voir* à Sauces, pag. 101.)

Les petites perches se préparent comme les éperlans ; — de même les goujons et les barbillons.

REPTILES ET BATRACIENS

Les reptiles et batraciens comestibles les plus usités sont :

La grenouille,
La tortue.

La grenouille, au bouillon de laquelle on attribuait jadis une foule de propriétés, est un mets léger, très facile à digérer.

La tortue, tout en étant un mets propre aux malades et aux convalescents, à cause de la légèreté de sa chair, ne s'emploie guère qu'en soupe, en Europe du moins, et alors donne un potage gras, lourd et malsain, à cause de la variété de condiments divers qu'on y ajoute.

Grenouilles à la poulette. — Prendre des cuisses de grenouilles écorchées et préparées ; les faire dégorger une heure à l'eau froide. — Fondre dans une casserole du beurre, avec sel fin, y faire sauter les grenouilles, mêler une cuillerée de farine, laisser blanchir, et mouiller avec bouillon ; au moment de servir, lier le jus avec un jaune d'œuf.

MOLLUSQUES

En général les mollusques sont interdits aux malades et aux convalescents.

Les mollusques les plus usités sont :
L'escargot,
L'huître,
La moule.

L'escargot et la *moule* sont absolument défendus, non seulement parce qu'ils sont lourds, mais parce que tous les condiments que l'on y ajoute pour les assaisonner et en enlever le goût ne font que les rendre plus indigestes.

L'huître peut être donnée à un convalescent, mais avec l'autorisation du médecin; en ce cas, il faut les choisir très fraîches, c'est-à-dire herméti-quement closes; bien qu'on mange l'huître de septembre à mai, il faut s'en abstenir pendant les très grands froids; en ce cas, il arrive qu'elle gèle et provoque les symptômes de l'empoisonne-ment.

CRUSTACÉS ET COQUILLAGES

Tous les crustacés et les coquillages, quels'qu'ils soient, sont défendus aux malades, tels le homard, la langouste, le crabe, les coquilles de Saint-Jacques, les oursins, etc., etc., comme un ali-ment irritant et indigeste : de plus, ils sont égale-ment interdits aux personnes souffrant de l'esto-mac, ou sujettes aux éruptions de la peau.

SAUCES

Très peu de sauces sont permises aux malades et aux convalescents, pour cette simple cause qu'une sauce très savoureuse est la plupart du temps composée de condiments divers, graisseux, épicés ou irritants.

Voici les quelques sauces simples et agréables qui peuvent varier le menu d'un malade sans danger aucun.

Sauce Béchamel. — Chauffer et fondre soixante grammes (un demi-quart) de beurre dans une casserole, mêler soixante-dix grammes de farine, obtenir une pâte ferme, cuire dix minutes en tournant sans cesse, retirer sur le côté du feu et délayer avec un litre de lait cuit, remettre sur le feu et faire bouillir en tournant pendant cinq minutes, ajouter le sel nécessaire.

Sauce blanche à l'eau. — Mettre dans une petite casserole soixante grammes de beurre, laisser fondre, ajouter une cuillerée à bouche de farine, pincée de sel, délayer à l'aide d'une cuiller, mettre un peu d'eau froide, délayer, en tournant sans cesse, jusqu'à obtenir une bouillie très claire, faire bouillir quinze minutes en tournant.

Au moment de servir ôter du feu, et ajouter un jaune d'œuf battu, et un filet de citron, ou de vi-

naigre, tourner vivement sans remettre sur le feu
et servir chaud.

Si l'on n'a ni citron ni vinaigre, une pincée de
muscade râpée peut remplacer.

Sauce blanche au lait.— Même recette que pour
la sauce blanche à l'eau, excepté que l'on n'a-
joute ni vinaigre ni citron, et que l'on délaie avec
du lait; l'œuf n'est pas obligatoire.

Sauce beurre noir.— Mettre deux cuillerées de
vinaigre dans une poêle, faire réduire, faire fondre à part dans une autre poêle cent grammes de
bon beurre, le laisser bouillir jusqu'à ce qu'il
prenne une teinte brune, l'ôter du feu et y ajouter
le vinaigre, tourner une minute et servir chaud.

Sauce hollandaise.— Mettre deux jaunes d'œufs
dans une petite casserole, une cuillerée de farine,
quarante grammes de beurre, sel; mélanger ferme
puis délayer avec un petit bol d'eau froide, et
mettre sur le feu jusqu'au moment où la sauce va
bouillir : retirer, mettre au chaud, ajouter un
bon morceau de beurre, et si on veut filet de citron.

Sauce au pain.— Fondre soixante-quinze grammes de beurre dans une petite casserole, mêler quatre petites cuillerées de mie de pain rassis blanche
et brune râpée, sel, laisser cuire quatre minutes et
servir.

Sauce mayonnaise. — Mettre au fond d'un bol
un jaune d'œuf bien frais, le délayer en tournant

avec une cuiller d'argent ou une fourchette, ajouter de l'huile d'olives, goutte à goutte, lentement
en tournant toujours d'un côté, jusqu'à obtenir
une pâte épaisse; on peut alors ajouter de l'huile
par petites cuillerées ; quand la sauce est faite, sel
et filet de vinaigre.

Si le convalescent peut le supporter, on mêle
à la sauce une pincée de moutarde, ou quelques
fines herbes hachées menu, mais il est préférable de s'en abstenir.

Nota. — On fait également les sauces mayon-
naises d'une façon rapide et très réussie, en se
servant, à la place de cuiller, d'un fouette-œufs à
tourniquet, style anglais.

CONDIMENTS ET CORPS GRAS

I

CONDIMENTS

On appelle condiments des substances qui flattent le goût, excitent l'appétit, et, modifiant l'état de l'estomac, rendent la digestion plus aisée.

Les condiments *simples* sont ceux qui s'emploient dans leur état naturel, sans avoir subi de mélange ; les principaux sont :

1° Le sel ;
2° Le sucre ;
3° Le poivre ;
4° Le piment ;
5° La cannelle ;
6° La vanille;
7° Le clou de girofle ;
8° La noix muscade ;
9° Le laurier et le thym;
10° L'ail ;
11 L'oignon et le poireau ;
12° Les fines herbes : estragon, cerfeuil, persil, civette, fenouil ;
13° L'anis ;
14° Les acides (citron, orange, etc., etc., etc.).

Les condiments *composés* sont ceux qui subissent une préparation ; les principaux sont :

1º La moutarde;   3º Les pickles ;
2º Les cornichons ;   4º Les vinaigres.

Chaque condiment, possédant une nature spéciale, produit un effet utile ou nuisible; il importe donc de connaître la nature de chaque condiment.

Le *sel* est le plus usité des condiments ; il est indispensable à la nutrition et à la digestion, mais il faut avoir soin de ne pas dépasser, dans un mets destiné à un malade, la quantité nécessaire, sous peine de provoquer des soifs ardentes.

Le meilleur sel, et le plus sain, est le vulgaire sel gris de cuisine.

Le *sucre* est, à l'égal presque du sel, le condiment le plus répandu. Sans être aussi indispensable que le sel, son usage est reconnu nécessaire en bien des maladies ; son abus peut amener des aigreurs et des constipations légères, mais il faut rejeter comme absurde cette vieille routine qui consiste à présenter le sucre comme une substance dangereuse, qui gâte les dents, donne des crampes, provoque des indigestions, enlève l'appétit et augmente l'obésité ; le plus grave défaut du sucre est qu'il produit souvent la satiété et l'écœurement. Les malades emploient parfois pour sucrer leurs tisanes du sucre en poudre ; le mieux, dans ce cas, afin d'éviter les sucres falsifiés, est de faire écraser chez soi, à l'aide d'un pilon (ou d'une grosse bouteille vide que l'on roule sur du sucre en morceaux), du sucre ; s'il n'est pas aussi fin d'aspect, au moins est-il pur.

Le *poivre*, en grain ou en poudre, est une substance acre, piquante, qui doit être interdite aux malades, sauf dans quelques cas, comme chez les lymphatiques, où il est alors prescrit par le médecin ; mais en général il est *interdit* rigoureusement.

Le *piment*, sous quelque forme que ce soit, est également interdit.

La *cannelle* est une substance aromatique qui sert à parfumer les aliments. A dose modérée, elle facilite la digestion ; et on l'emploie, soit en écorces, soit en petits brins cassés, soit en poudre ; la meilleure est la cannelle de Ceylan, et il est toujours préférable de l'acheter à la pharmacie.

La *vanille* est un excellent condiment, mais il ne faut jamais l'acheter en poudre préparée, car en ce cas elle contient souvent de la *vanilline* artificielle ; elle devient dangereuse et provoque même des empoisonnements momentanés.

Le *clou de girofle*, à l'odeur et à la saveur si agréable, ne doit presque jamais entrer dans la cuisine des malades ; il est trop excitant et peut provoquer des irritations.

La *noix de muscade*, à laquelle on donne, bien à tort, les défauts du clou de girofle, peut entrer dans la cuisine des malades par fort petite dose ; une demi-pincée de poudre râpée suffit.

Le *laurier* et le *thym* ne sont pas nuisibles en petite dose.

L'*oignon* est, en général, un condiment indigeste ; cru, il est absolument exclu du régime des malades ; cuit et surtout longuement bouilli dans les bouillons gras ou les soupes maigres, il peut figurer, à condition que le malade ne le mange point, et qu'il soit enlevé avant de servir l'aliment auquel il ne doit donner que sa saveur.

Le *poireau* est de la même famille que l'oignon ; il ne doit s'employer que cuit, et la partie des tiges vertes est moins excitante que la partie blanche, qui constitue l'oignon ; on doit donc, quand on commence à introduire l'oignon et le poireau, adopter d'abord les tiges de poireau, puis le poireau entier, enfin l'oignon.

Nota. — Ces cinq derniers condiments, la noix de muscade, le laurier, le thym, l'oignon et le poireau, sont exclus de la cuisine des malades proprement dits, et ne doivent s'utiliser que pour la cuisine des convalescents, auxquels le médecin autorise un peu plus de nourriture.

L'*ail* et l'*échalote*, cuits ou crus, sont interdits.

Les *fines herbes* : estragon, cerfeuil, persil, civette, fenouil, sont interdites crues ; c'est tout au plus si le cerfeuil, le persil et parfois l'estragon, cuits et en très petite quantité, peuvent être autorisés.

L'*anis* est un condiment utile, malheureusement

trop peu employé; il peut se mêler avec avantage au lait bouilli. (*V. Régime lacté* p. 49.)

Les *acides*, c'est-à-dire le zeste des oranges et des citrons, sont des condiments inoffensifs qui ne servent en général qu'à parfumer; quant aux jus, leur usage, plus actif, exige de la prudence, et ne doit s'employer qu'avec l'autorisation du médecin.

La *moutarde*, les *cornichons*, les *pickles* (cornichons ou achars à l'anglaise) sont interdits aux malades et aux convalescents.

Le *vinaigre* est un condiment qu'il ne faut employer qu'avec prudence. Outre qu'il est souvent falsifié, son aigreur n'est pas favorable à l'estomac; enfin, si on tenait absolument à s'en servir, il ne faut le faire qu'avec l'autorisation du médecin, et mêlé à un aliment cuit, à la dose d'une cuillerée à café.

II

CORPS GRAS

Le *beurre* est le condiment gras le plus habituel de la cuisine; c'est aussi le plus léger, et il doit être préféré aux graisses, principalement au saindoux et à la graisse d'oie, indigestes toutes deux.

Il faut, autant que possible, se procurer du beurre naturel, et au moins est-il toujours facile de s'assurer qu'il est frais; le beurre aigri, ou rance, étant très nuisible.

Il y a différentes façons de conserver le beurre :
le procédé dépend du nombre de jours qu'on veut
le conserver.

Beurre conservé au bain-marie. — Placer le
beurre dans une petite terrine en porcelaine et
mettre la terrine dans une casserole pleine d'eau
bouillante ; quand le beurre est absolument liquide,
ajouter du sel fin blanc, qu'on a d'abord desséché
au four, à la dose de 60 grammes de sel pour un
kilo de beurre.

Beurre conservé par l'absence de l'air.—Tasser
le beurre au fond d'un bol, ou d'une petite terrine,
renverser cette terrine dans un plat creux assez
plein d'eau, de façon à ce que, l'eau bouchant hermétiquement la terrine, l'air ne puisse passer ;
ce procédé, très simple, permet de conserver du
beurre frais quatre jours au moins.

Naturellement, il faut, même après avoir pris
ces précautions, placer le beurre dans un endroit
frais, à l'ombre.

L'*huile* s'emploie souvent pour la friture des
petits entremets légers, tels que beignets, etc. ;
son usage dépend surtout de l'habitude qu'en
a déjà le malade, et du tempérament de chaque
personne ; les uns la supportent très bien, tandis
que, chez d'autres, elle provoque des nausées, des
pesanteurs d'estomac, et une soif vive.

Si l'on emploie de l'huile, il faut se borner à
l'huile d'olive pure.

7

FARINES ET FÉCULES

Farines et fécules. — Légumes farineux. — Fruits féculents. —
Farines. — Avoine. — Blé ou sarrazin. — Froment. —
Orge. — Riz. — Maïs. — Seigle. — Légumes farineux. — Fécules, fécules indigènes. — La pomme de terre. — Le riz.
— Patate douce. — Fruits féculents. — Avoine. — Soupe
au gruau, soupe maigre au gruau. — Froment. — Pain. —
Pain de son. — Pain de seigle. — Pain d'épices. — Pâtisserie. — Pâtisseries permises. — Pâtisseries défendues. — Biscuits : biscuits à la cuiller, biscuits à la vanille, biscuits à la
fleur d'oranger, biscuits croquants, biscuits au chocolat,
autre biscuits au chocolat. — Langues de chat, langues de
chat au kirsch. — Galettes. — Biscuits au citron. — Gâteau
de semoule. — Crèmes. — Croquettes. — Echaudés. — Gaufres,
gaufres aux œufs, gaufres au beurre. — Flan au caramel. —
Oublies à la crème, oublies à la vanille. — Soufflés à la vanille,
soufflés au potiron, soufflés aux pommes, soufflés à la semoule,
soufflés aux carottes. — Tartes. — Maïs. — Gaudes au maïs. —
Orge. — Riz au gras, riz au maigre, riz au lait, riz en purée, riz
soufflé, riz en croquettes, riz en timbale, riz aux abricots, riz à
la gelée de groseille, riz aux pommes. — Fécules. — Pommes
de terre au four, pommes de terre en robe de chambre,
pommes de terre en sauce blanche, pommes de terre au
beurre, pommes de terre soufflées, pommes de terre croquettes, pommes de terre purée, pommes de terre au gratin,
pommes de terre en timbale, pommes de terre au lait. —
Biscuit à la fécule de pommes de terre. — Soufflé fécule de
de pommes de terre. — Marrons. — Marrons à la crème,
marrons en purée, marrons au chocolat.

I

LÉGUMES FARINEUX. — FRUITS FÉCULENTS

On nomme *farines*, la poudre que, par des préparations spéciales, on obtient de quelques grains :
blé, froment, avoine, etc., etc.

On nomme *fécule* une poudre qu'on extrait, à l'aide de procédés connus, de quelques plantes, telles que le riz, la pomme de terre, etc., etc.

Le nom de *légumes farineux* est donné à des légumes verts qui, devenus secs, par exemple, la lentille, les haricots, renferment de la farine dans une notable proportion.

Le nom de *fruits féculents* s'applique à quelques rares fruits, qui, à l'instar de la châtaigne, contiennent une certaine dose de fécule.

Les farines et le s fécules sont très employées dans l'alimentation, avec cette différence toutefois que les farines peuvent, par des mélanges, entrer plus facilement en fermentation que les fécules ; les unes et les autres se préparent au maigre et au gras, au sel ou au sucre, et offrent autant de ressources pour la cuisine proprement dite que pour la pâtisserie.

Chaque farine, chaque fécule a ses qualités, et ne peut bien s'appliquer qu'après en avoir distingué les genres très divers.

Farines. — Les farines les plus usitées sont :

1° L'avoine,

2° Le blé noir ou sar-
      rasin,

3° Le froment,

4° Le maïs,

5° L'orge,

6° Le riz,

7° Le seigle.

Avoine. — L'avoine qui, dépouillée de sa pellicule (ou peau extérieure) et réduite en poudre, prend le nom de gruau d'avoine, est employée principalement pour l'alimentation des jeunes eufants ; elle est considérée comme légère, tonique, et recommandée aux diabétiques.

Blé noir ou sarrazin. — Le *blé noir* ou *sarrazin* est une farine nourrissante, mais qui, par ses qualités légèrement purgatives, est dangereuse pour les personnes sujettes à des dérangements d'estomac : pourtant, dans certaines contrées, l'usage du blé noir préparé en *galette* ou *crêpe* est assez répandu pour remplacer le pain ; dans ce cas, si le malade en a une longue habitude, il peut lui en être donné après en avoir référé au médecin, car la galette et la crêpe sont, en général, des préparations lourdes à digérer.

Froment. — Le nom de *froment* est donné aux meilleures espèces du blé ; c'est la farine dont il est fait le plus d'usage, non seulement pour le pain, mais pour la cuisine, plats, entremets, pâtisserie, etc., etc.

Maïs. — Le *maïs* est une farine agréable et légère qu'on a le tort d'employer fort peu en France ; elle possède la propriété spéciale d'engraisser ceux qui en consomment sans cesse, dans une proportion notable.

Orge. — L'*orge* est une excellente farine peu usitée comme alimentation ; préparé en pain, il est lourd et grossier ; mais dépouillé de sa pellicule en *orge mondé*, ou bien encore arrondi en *orge perlé*, ce grain rend d'excellents services et non seulement dans les tisanes, mais dans les potages. (*Voir* à Soupes maigres, page 39.)

Riz. — Le riz est une graine dont la farine est féculente ; c'est un aliment léger, sain, nourrissant, et qui, bien préparé, est d'une grande utilité dans la cuisine des malades et des convalescents, soit comme tisane, soit comme mets, soit employé comme farine dans les entremets et les pâtisseries.

Seigle. — Le *seigle* ne s'emploie qu'en cas de nécessité, et, dans la panification, nous donne un pain dit de seigle, ou vulgairement nommé — surtout dans les villes — *pain noir* — lourd, indigeste, qu'il ne faut jamais donner à un malade, et que même les personnes bien portantes n'aiment manger que rassis de la veille.

Légumes farineux. — Les légumes farineux sont en général interdits aux malades et aux convalescents ; ils sont aussi indigestes que peu nourrissants ; soit en potage, soit en purée, le mieux est de s'en abstenir ; ce sont :

1° Les fèves,   3° Les lentilles,
2° Les haricots,   4° Les pois secs.

Fécules. — Il y a trois sortes de fécules :
1° Les fécules indigènes :
    La pomme de terre,
    Le riz ;
2° Les fécules exotiques :
    L'arrow-root,
    Le tapioca,

Le salep,

Le sagou,

La patate douce.

FÉCULES INDIGÈNES

LA POMME DE TERRE. — La pomme de terre est
un excellent légume d'une grande utilité, mais
dont il ne faut pas abuser vis-à-vis des malades
et des convalescents. A cause de la farine féculente qu'elle contient, la pomme de terre prise
avec excès surcharge et gonfle l'estomac, amène
des dilatations et des constipations, surtout chez
les personnes dont la vie est sédentaire; enfin,
il faut avoir soin de choisir des pommes de terre
bien mûres, les pommes de terre vertes, et surtout les premières pommes de terre nouvelles,
de même que les pommes de terre déjà germées,
sont très malsaines, provoquent des coliques et
des gastralgies.

RIZ. —(*Voir* plus haut à Farines, Riz, pag. 113.)

FÉCULES EXOTIQUES. — (*Voir* pour l'*Arrow-root*,
le *Tapioca*, le *Salep* et le *Sagou*, qui sont des fécules préparées et qu'on n'emploie qu'en potages, à *Potages gras* et à *Potages maigres*, pages
32 et 42.)

PATATE DOUCE. — La patate douce est d'une
grande ressource pour l'alimentation des malades et des convalescents, dont elle peut varier
le menu; elle possède les qualités et les défauts

de la pomme de terre habituelle, c'est-à-dire que, tout en étant saine, elle peut, si l'on en abuse, provoquer des gonflements et des dilatations d'estomac, et qu'elle est défendue — au moins en grande quantité — à toute personne atteinte de gastralgie et de constipation.

FRUITS FÉCULENTS. — Il y a peu de fruits vraiment féculents :

1° Le marron ou châtaigne;
2° Le vina en *arbre à pain;*
3° Le gland doux.

MARRON OU CHATAIGNE. — Le *marron et la châtaigne,* quoique étant des fruits essentiellement farineux et féculents, sont peut-être les seuls qui soient digestibles pour des estomacs délicats. Grâce à la quantité de sucre qu'ils renferment, — ils peuvent être donnés à la place de pommes de terre pour les personnes à qui ce dernier légume est autorisé.

AVOINE. — **Soupe au gruau d'avoine.** — Mettre sur le feu quatre cuillerées de gruau d'avoine (un demi-litre d'eau), délayer, faire bouillir une heure, verser dans la casserole un demi-litre de bouillon dégraissé, faire bouillir une autre heure, passer au tamis.

Ne préparer cette soupe qu'au moment de s'en servir, elle aigrit facilement.

Soupe maigre au gruau d'avoine. — Même recette que ci-dessus, seulement ne pas ajouter de bouillon, et, au lieu d'une heure, faire cuire deux heures, avec sel et beurre. Au moment de servir, rajouter du beurre.

Froment. — **Pain.** — Il faut toujours choisir pour les malades et les convalescents un pain léger, bien cuit, bien poreux, dont la mie soit bien trouée et la croûte bien jaune.

Le pain bien blanc n'est pas meilleur, à l'estomac du moins, que le pain légèrement grisâtre; bien au contraire, pour obtenir des farines extrêmement blanches, il faut ôter au froment une partie de ses qualités nutritives ; quant au pain dont la croûte est luisante, ce qui s'obtient par un enduit de blanc d'œufs, c'est un pain qu'il ne faut pas donner à des malades ni à des convalescents, car cet enduit empêche l'évaporation complète de l'eau par l'action du four, et rend le pain humide et indigeste.

En général, la mie est moins facile à digérer que la croûte, il faut donc en user avec précaution, car elle gonfle et, suivant le terme vulgaire, « *devient une éponge* ». La croûte est la partie la plus nourrissante du pain, et c'est de la croûte qu'il faut se servir pour la confection des panades et de l'eau panée.

Un excellent système est de couper le pain qui doit être donné à un malade, en tranches minces, et de dessécher légèrement ces tranches, soit au four, soit sur une poêle neuve ; si le malade accepte du pain grillé, cela est encore meilleur, mais tous les malades n'aiment point ce procédé, sans compter que les personnes d'un âge avancé le mâchent avec difficulté.

Le pain doit être mangé froid, au moins quatre heures après sa cuisson. Le pain chaud est tout ce qu'il y a de plus lourd et de plus indigeste ; c'est malheureusement en France, et surtout dans les grandes villes, une habitude peu courante que de manger du pain rassis, car c'est la meilleure façon de le digérer, non seulement pour les malades et les convalescents, mais surtout pour les personnes en bonne santé, qui absorbent souvent plus d'une livre de pain par jour.

Le pain de son, le pain de seigle et le pain d'é-pices sont des pains indigestes, lourds, épais, qu'il ne faut que très rarement offrir à un ma-lade.

PATISSERIES

LA FARINE

La pâtisserie des malades et des convalescents est restreinte ; toutes les pâtes épaisses, graisseu-ses, non fermentées, sont indigestes et absolument interdites : non seulement aux malades, aux con-valescents, aux enfants, mais à toute personne souffrant de l'estomac ; cependant il y a un choix à faire dans ce qui peut être permis aux malades et aux convalescents, ainsi que dans ce qui peut être toléré.

Pâtisseries légères et permises :

Biscuits secs, anglais et français,
Biscotins,
Crèmes,
Croquettes,
Échaudés,
Gaufres,
Flans,
Oublies,
Soufflés.

Pâtisseries défendues :

Beignets,
Brioches,
Galettes,
Gâteaux (éclairs, babas, feuilles de palmier, pommes de terres).
Feuilletés,
Macarons,
Nougats,
Pâtés,
Plums-poudings,
Tartes.

BISCUITS

Biscuits à la cuiller. — Choisir quatre œufs bien frais ; séparer les jaunes, les battre en y mêlant du sucre en poids égal, plus un demi-zeste de citron râpé ; fouetter à part les blancs en neige épaisse, les ajouter aux jaunes. Mêler peu à peu aux œufs, en les remuant, quarante grammes de farine, étendre en largeur d'une cuiller une cuillerée de pâte sur du papier blanc, saupoudrer de sucre en poudre vanillé et cuire à feu doux.

Biscuits à la vanille. — Choisir quatre œufs frais. Séparer les jaunes, y mélanger soixante-dix grammes de farine, une cuillerée à café de vanille en poudre et pincée de sel, travailler cette pâte. Fouetter en neige les quatre blancs d'œufs, faire une égale quantité de crème fouettée, mélanger le tout, étendre la pâte dans des petites caisses en papier blanc, saupoudrer de sucre et placer à un four gai, jusqu'à ce que les biscuits soient dorés.

Les mêmes biscuits peuvent se faire à la cannelle, ou à la fleur d'oranger.

Biscuits aux fleurs d'oranger. — Préparer une pâte avec deux blancs d'œufs battus, quatre cuillerées de sucre en poudre, deux cuillerées à bouche de farine, et vingt-cinq grammes de fleurs d'oranger prâlinées au sucre ; il faut que la pâte soit légèrement épaisse. Prendre une cuillerée à café de cette pâte et l'étendre en ronds sur une feuille de papier. Placer à un four doux et laisser blondir ; pour enlever les biscuits il suffit de mouiller la feuille de papier à l'envers.

Ces biscuits, très fins et très faciles à faire, peuvent se conserver en les gardant dans un bocal hermétiquement bouché.

Biscuits croquants.—Mêler deux cent cinquante grammes de farine, soixante grammes de sucre, deux pincées d'anis en poudre, ajouter deux œufs, et une quantité suffisante d'eau tiède ; quand la pâte est à point, ni trop liquide ni trop ferme, la verser dans une tourtière sans bords, et quand elle est cuite couper en tranches minces.

Ce gâteau, très sec, peut à l'occasion remplacer les gâteaux anglais secs.

Biscuits au chocolat. — Prendre trois œufs bien frais, fouetter en neige les blancs, ajouter doucement cent vingt-cinq grammes de sucre en poudre fine et trente grammes de chocolat à la vanille râpé finement. Avoir des petites caisses en papier prêtes, y verser la pâte jusqu'aux trois quarts et mettre à cuire à feu doux.

Autres : Biscuits au chocolat. — Prendre trois jaunes d'œufs, et les battre avec cent vingt-cinq grammes de sucre ; battre à part les blancs en neige avec trente grammes de chocolat râpé finement, pincée de cannelle ; mêler le tout, ajouter cinquante grammes de sucre ; verser dans des petites caisses en papier, saupoudrer de sucre et cuire au four doux.

Biscuits dits : Langues de chat. — Choisir trois œufs bien frais, les briser et les fouetter en mousse, ajouter vingt-cinq grammes de farine, une pincée de sel, fouetter à nouveau ; puis rajouter une pincée de fécule de pommes de terre et une cuillerée de sucre vanillé, obtenir une pâte ferme.

Graisser une plaque avec de la graisse de veau froide — ou, à défaut, avec de l'huile, — y laisser couler la pâte — une petite cuillerée par biscuit — en petites langues, laisser reposer cinq minutes et faire cuire à four doux jusqu'à ce qu'elles soient bien sèches et bien croquantes.

Langues de chat au kirsch. — Mélanger dans une terrine cent vingt-cinq grammes de sucre et deux œufs ; ajouter doucement cent vingt-cinq grammes de farine, et deux cuillerées à soupe de kirsch ; terminer comme il est dit dans la recette précédente.

Ces langues de chat peuvent se faire au rhum, à l'anisette, au curaçao, au madère, etc., etc.

Galettes. — Prendre cent vingt-cinq grammes de sucre, un œuf et deux blancs d'œufs, mélanger ; ajouter cent vingt-cinq grammes de farine et la moitié d'un petit verre de cognac.

Beurrer une feuille de papier, y étendre la pâte en ronds (une cuillerée pour un rond), cuire au four tiède jusqu'à ce qu'elles aient une couleur dorée.

Biscuits au citron. — Mélanger cent quatre-vingts grammes de sucre avec trois œufs, pincée de sel et l'écorce d'un citron hachée fin, plus soixante grammes de bon beurre, remuer et lier avec cent quatre-vingts grammes de fine farine.

Graisser une plaque, et étendre la pâte en ronds de la grosseur d'une noix chaque rond à une certaine distance l'un de l'autre, parce qu'ils grossissent beaucoup ; — cuire à four très chaud.

Gâteau de semoule. — Faire bouillir un demi-litre de lait avec sucre à volonté, et un demi-zeste de citron, laisser tomber peu à peu dans le lait cent grammes de semoule, faire bouillir en remuant cinq minutes, retirer sur le côté, sucrer ; changer de casserole, mêler deux œufs entiers, battus un à un, ôter le zeste, et verser la pâte dans un plat allant au feu, mettre quinze minutes au four.

PATISSERIES DIVERSES

Croquettes. — (*Voir* à Pommes de terre. Croquettes de pommes de terre, page 131.)

Echaudés. — Faire une pâte d'après la recette suivante : chauffer deux demi-litres d'eau, un grain de sel, deux cuillerées de sucre fin, demi-quart de beurre, un gros morceau de zeste. Au premier bouillon, retirer et mêler au liquide un quart de farine, travailler la pâte pour qu'elle soit lisse, et faire dessécher sur feu doux, jusqu'à ce qu'elle se décolle de la casserole, l'ôter du feu et y mêler quatre œufs entiers, un à un, retirer le morceau de zeste.

Préparer une table farinée, prendre la pâte par cuillerées et rouler des ronds de la grosseur d'une noix, les jeter dans une casserole d'eau bouillante (en grande ébullition). A mesure que les ronds montent à la surface de l'eau, les retirer et les plonger dans de l'eau froide où il faut les laisser deux heures, égoutter ensuite sur un linge, mettre à distance sur des plaques beurrées et cuire à four chaud.

Gaufres. — Prendre cent vingt-cinq grammes de farine, cent cinquante grammes de sucre en poudre et les délayer dans un peu de lait de façon à former une bouillie épaisse, ajouter

une pincée de sel, une petite cuillerée de vanille
en poudre.

Mettre à chauffer le moule à gaufres, y verser
une cuillerée de pâte, fermer le moule, et mettre
à cuire sur un feu vif, jusqu'à ce que la gaufre
soit bien dorée.

Gaufres aux œufs. — Prendre deux décilitres
de crème, un demi-verre de farine, quatre œufs,
forte pincée de sel.

Fouetter la crème en neige; battre les jaunes
avec la farine peu à peu pour obtenir une pâte
bien lisse, battre les blancs et les ajouter à la
crème et aux jaunes, mousser le tout dix minutes.
— Terminer comme il est dit pour la recette ci-
dessus.

Gaufres au beurre. — Prendre deux jaunes
d'œufs, les battre avec deux cents grammes de
sucre, soixante-quinze grammes de beurre très
fin fondu, un verre d'eau, former une pâte assez
épaisse, ajouter deux pincées de vanille. Mettre
à chauffer le moule à gaufres, y verser une cuillerée de pâte, cuire sur feu vif jusqu'à ce que la
gaufre soit bien dorée.

Oublies. —**Oublies à la crème.** — Prendre trente
grammes de beurre, un quart de litre de crème,
ou de bon lait, pincée de sel, deux cuillerées d'eau
de fleurs d'oranger, et de la farine en quantité
suffisante pour en faire une bouillie. Verser une
cuillerée de cette pâte dans un fer à oublies chauffé,

laisser sur le feu jusqu'à obtenir une teinte très dorée.

Oublies à la cannelle. — Faire une pâte épaisse, mais coulante, avec cent vingt grammes de farine, soixante-dix grammes de sucre, trente grammes de beurre fondu, et un peu d'eau froide, pincée de cannelle en poudre, puis terminer comme la recette précédente.

Nota. — Les oublies à la cannelle, ne contenant point de lait, se digèrent plus facilement.

Maïs. — **Maïs aux cerises.** — Prendre un quart de farine de maïs — la plus fine qu'il soit possible — délayer avec du lait, sucre à volonté, un demi-quart de beurre fin, faites bouillir lentement afin d'obtenir une bouillie épaisse ; après cuisson ôter du feu, ajouter un demi-quart de cerises confites, ou à la rigueur de cerises entières conservées au sucre, ou en compote ; mêler avec une cuiller en bois, verser la pâte sur une table bien beurrée, laisser froidir, couper en carrés, faire griller très légèrement, et servir avec une sauce de sirop de cerises où l'on met quelques gouttes de kirsch.

Gaudes au maïs. — Préparer une bouillie avec de la fine farine de maïs, du lait, du sucre et un zeste de citron râpé. Après cuisson verser la pâte sur une table, laisser froidir, couper en losanges, faire griller et servir avec sucre en poudre et tranches de citron.

FLANS. — Les flans qui se font avec des bords en pâte feuilletée sont lourds, et par conséquent interdits aux malades.

Flan au caramel. — Prendre une tasse à café de sucre en poudre, la verser dans un petit poèlon, ajouter une cuillerée à bouche d'eau, faire bouillir et réduire en caramel. Enduire avec ce caramel un moule. Faire bouillir pendant dix minutes un litre de lait avec un morceau de cannelle en écorce ; verser ce lait sur huit jaunes d'œufs battus avec six blancs ; mélanger et verser le tout dans le moule. Placer le moule au bain-marie, couvrir avec une tourtière et feu dessus. Quand le flan se détachera du moule, l'ôter du feu, laisser refroidir et renverser sur un plat avec précaution en arrosant avec le sirop brun du caramel.

SOUFFLÉS — **Soufflés à la vanille.** — Choisir un quart de lait bien frais, y mêler un morceau de vanille, faire bouillir. — Dissoudre une cuillerée de farine dans un peu de lait froid, et ajouter doucement au lait qui doit bouillir, mettre deux cuillerées de sucre en poudre, et deux cuillerées de beurre frais fondu, remuer sans cesse, afin d'obtenir une bouillie très claire sans grumeaux. — La verser dans une terrine, et quand elle est froide y ajouter trois jaunes d'œufs et trois blancs fouettés en neige, verser le tout dans un plat d'argent, — ou de porcelaine allant au feu, — et cuire à un feu doux pendant quinze minutes.

Soufflés au potirons.—Prendre une belle tranche de potiron, la couper en petits morceaux, et la mettre à cuire avec eau et sel, après cuisson, égoutter et passer en purée fine. Faire fondre dans une casserole un demi-quart de beurre, y ajouter la purée, quelques pincées de farine, sucre en poudre, un peu de lait, de façon à obtenir une bouillie légère ; chauffer sans laisser bouillir, retirer du feu, refroidir un peu, et quand elle est tiède seulement y verser quatre jaunes et trois blancs battus en neige ; beurrer un plat allant au four, y verser le mélange, et mettre à four modéré.

Soufflés aux pommes.—Prendre quatre pommes, éplucher, épépiner, et mettre à cuire avec sucre, de façon à obtenir une marmelade, passer, remettre sur le feu, et faire épaissir, retirer du feu et ajouter trois blancs d'œufs battus en neige avec un peu de sucre en poudre, verser dans une timbale d'argent ou sur un plat de porcelaine allant au feu, mettre à cuire dans un four doux, quinze minutes.

Soufflés à la semoule.— Prendre un demi-litre de lait, y mêler soixante-quinze grammes de semoule, faire cuire en remuant, ajouter une bonne pincée de cannelle, quarante grammes de chocolat râpé, trente grammes de beurre, faire cuire en remuant jusqu'à ce que la pâte se détache de la casserole ; verser dans une terrine, ajouter trois jaunes d'œufs, battre ferme. ajouter trois blancs battus en neige, battre à nouveau. Verser la pâte dans un plat de porcelaine allant au feu et bien beurré, faire cuire à four doux, et laisser prendre couleur.

Soufflés aux carottes. — Éplucher et choisir la partie rouge de cent cinquante grammes de belles carottes rouges, mettre à cuire avec beurre, et ne pas laisser attacher, ajouter sel et sucre, deux pincées de farine, et passer au tamis quand elles sont bien cuites. Mettre dans une terrine cette purée, ajouter sucre, zeste de citron, trois jaunes d'œufs fouettés en neige avec un peu de sucre en poudre. Tenir beurré un plat en porcelaine allant au feu, y verser le mélange, saupoudrer de sucre, et cuire quinze minutes à four doux, retirer, saupoudrer de sucre et servir.

LE RIZ

Riz au gras. — Prendre du riz, le laver et bien l'égoutter, étendre au fond d'une casserole la quantité de riz voulue, le couvrir de deux doigts de bouillon, sel en plus ; faire bouillir dix minutes à feu vif, puis mettre sur feu très doux la casserole non couverte jusqu'à ce que le bouillon ait disparu et que le riz soit desséché. *Ne pas remuer avec aucune cuiller, ne pas ajouter d'eau sous crainte que cela attache ;* après une cuisson de trois quarts d'heure ou une heure pour une demi-livre, le riz est cuit, grain à grain, parfaitement tendre, sans cet aspect pâteux, gluant, genre cataplasme, que le riz n'a que trop souvent.

Cette recette, bien simple à faire, est celle suivie en Espagne et en Amérique, où le riz semble si bon aux étrangers.

Riz au maigre. — Même recette que ci-dessus, sauf qu'en guise de bouillon on met deux doigts d'eau tiède, un quart de beurre entier, deux gros oignons entiers, sel, et une petite poignée de petits pois frais ; ce dernier accessoire, les pois, n'est pas indispensable, mais il donne une excellente saveur.

Riz au lait. — Laver le riz, le faire cuire dans du lait avec une gousse de vanille, à feu très lent, et ayant soin qu'il n'attache pas, ajouter du sucre à volonté.

On peut accommoder le riz au lait avec de la fleur d'oranger, ou de la cannelle en poudre ; ainsi que le zeste d'un citron.

Riz en croquettes. — Laver soixante grammes de riz à l'eau bouillante, et les faire cuire à l'eau pendant cinq minutes. Faire bouillir un demi-litre de lait, jeter le riz avec cinquante grammes de sucre, dix grammes de beurre, pincée de cannelle, laisser cuire à feu très doux une demi-heure ; quand le riz a consommé le lait, étendre le riz sur une planche, laisser froidir, faire des boulettes de la grosseur d'une noix, les tremper dans du blanc d'œuf battu et les rouler dans de la chapelure brune, très fine, faire égoutter et servir saupoudrées de sucre.

Riz en timbale. — Laver cent quatre-vingt-dix grammes de riz, le faire bouillir à l'eau froide, égoutter, faire bouillir trois quarts d'un litre de bon lait, y jeter le riz, quatre-vingts grammes de sucre en poudre, pincée de sel, cinquante grammes de beurre frais ; laisser mijoter une demi-heure, ôter du feu, ajouter un œuf entier, plus deux jaunes, deux blancs en neige, battre cinq minutes, verser dans un plat allant au feu, cuire au four vif pendant quinze minutes.

Riz en purée. — Faire crever du riz dans du lait, le passer au tamis, ajouter du sucre, une pincée de vanille, deux blancs d'œufs, un quart de livre de riz — battus en neige — mettre au four doux quinze minutes.

Riz aux abricots.— Faire crever du riz dans du lait, ajouter très peu de sucre, verser au fond d'un compotier et garnir d'abricots conservés et couvrir d'une légère couche de marmelade d'abricots.

Riz à la gelée de groseille.— Même recette.

Riz aux pommes. — Faire crever du riz dans du lait, sucrer légèrement et ajouter du beurre, verser et garder près du feu afin qu'il ne froidisse pas complètement.

Tenir prêtes des pommes reinettes épluchées fendues en deux et cuites à l'eau sucrée, égoutter et les placer sur le riz.

Nota.— On peut préparer de la même façon du riz avec des poires, des abricots et des pêches.

Riz soufflé.— Faire crever dans du lait cinquante grammes de riz, ôter du feu, servir dans une terrine, ajouter du sucre, une cuillerée d'eau de fleurs d'oranger ; un demi-zeste de citron râpé, une cuillerée de beurre frais, quatre jaunes d'œufs, battre cinq minutes de façon à briser le riz et mélanger, rajouter six blancs d'œufs battus en neige, verser dans un moule beurré, mettre au four et servir dès que le riz est monté.

Ce soufflé est difficile à réussir au premier essai ; il faut surtout que la pâte ait l'épaisseur voulue ; si elle est trop épaisse, remettre des œufs entiers, si elle est trop claire, un peu de fécule de pommes de terre.

FÉCULES

POMMES DE TERRE

Pommes de terre au four. — Mettre des pommes de terre entières, sans les éplucher, dans un four bien chaud ; elles sont cuites quand une longue épingle les traverse aisément.

Pommes de terre en robe de chambre. — Choisir des pommes de terre, les laver et les mettre à cuire à l'eau froide, sans les éplucher, avec pincée de sel et couvertes d'un couvercle fermant bien.

Pommes de terre sauce blanche. — Préparer comme la recette au-dessus, puis, quand elles sont cuites, les laisser froidir un peu, les éplucher, les couper en rondelles et les servir couvertes d'une sauce blanche. (*Voir* à Sauce blanche, Sauces, page 101.)

Pommes de terre sautées au beurre. — Mettre à cuire des pommes de terre longues, de l'espèce dite de Hollande, sans éplucher, avec pincée de sel ; après cuisson laisser froidir, éplucher, couper en tranches, faire fondre du beurre dans une casserole, y jeter les pommes de terre, les faire sauter vite et servir bien chaud.

Pommes de terre soufflées. — Éplucher les pommes de terre, les couper en largeur, et à un demi-centimètre d'épaisseur ; les jeter dans une graisse bouillante, et quand elles sont aux trois quarts cuites les retirer, mettre à chauffer fortement la friture, y replacer les pommes de terre, et les servir dès qu'elles sont gonflées.

Pommes de terre en croquettes. — Prendre des pommes de terre bien cuites, les éplucher, les passer dans une passoire fine, ajouter du beurre et des jaunes d'œufs, puis les blancs battus en neige, faire avec la main bien farinée des croquettes, les enduire de blanc d'œuf battu, les passer, les frire à grande friture et les servir bien chaudes.

Pommes de terre en purée. — Éplucher des pommes de terre rondes, — les plus farineuses, — couper en petits morceaux et cuire à l'eau salée ; égoutter, et, s'il est possible, mettez quelques minutes dans un four, ou sur un feu vif, pour enlever toute humidité. Les passer à travers une passoire fine, remettre la purée dans une casserole avec un bon morceau de beurre, et ajouter un peu de lait cru.

Pommes de terre au gratin. — Même recette que ci-dessus, mais ajouter au beurre des jaunes d'œufs, verser ensuite la purée dans un plat d'argent, — ou de porcelaine allant au feu, — arroser de beurre, saupoudrer de chapelure, et mettre quelques minutes au four, ou avec feu dessus et dessous.

Pommes de terre en timbale. — Faire cuire des

pommes de terre très farineuses, les peler et les piler avec beurre et sucre en poudre ; ajouter œuf entier, deux jaunes, trois blancs battus en neige, un demi-zeste de citron râpé, et un peu d'eaude fleurs d'oranger, battre activement pendant dix minutes, verser dans une timbale et mettre au four chaud pendant dix minutes, afin de donner un peu de couleur.

Pommes de terre au lait. — Cuire à l'eau salée six pommes de terre, les éplucher et les couper en rondelles, tenir au chaud. Préparer quinze grammes de beurre et une cuillerée à bouche de farine, faire fondre, mélanger et bouillir, sans cesser de tourner pendant cinq minutes, mouiller avec un quart de litre de lait, persil haché, et verser sur les pommes de terre.

Biscuits à la fécule de pommes de terre. —Prendre soixante grammes de fécule, cent vingt-cinq grammes de sucre en poudre, l'écorce d'un citron râpé, quatre jaunes d'œufs, mélanger et battre ; fouetter les quatre blancs d'œufs, ajouter, verser cette pâte dans des moules à brioches, et faire cuire à four doux.

Soufflés de fécule de pommes de terre. — Prendre un quart de litre de lait, y délayer une cuillerée à bouche de fécule, cinquante grammes de sucre en poudre; tourner sur le feu et laisser bouillir deux minutes avec une demi-gousse de vanille; ôter la vanille, enlever du feu, mêler deux jaunes d'œufs et deux blancs d'œufs battus ; verser dans un moule à charlotte, et mettre à four vif pendant quinze minutes, servir chaud sans démouler.

MARRONS

Marrons à la crème. — Enlever aux marrons leur première écorce, les mettre à cuire avec pincée d'anis, ou avec du fenouil ; après cuisson, achever de les éplucher, les passer à travers une passoire de moyens trous ; déposer ces filaments au fond d'un compotier.

Battre de la crème de la veille avec un peu de sucre, obtenir une mousse légère, en recouvrir les marrons.

Marrons en purée. — Mettre à cuire des marrons dépouillés de leur première écorce, quand ils sont bien tendres, les éplucher complètement, les passer à travers une passoire fine ; ajouter quelques cuillerées de lait, une pincée de vanille en poudre, sucre en poudre à volonté, former une pâte point trop épaisse.

Marrons au chocolat. — Prendre vingt-cinq beaux marrons, enlever la première écorce, les mettre à cuire, puis enlever la seconde peau. Tenir prêt un sirop de sucre épais, y jeter les marrons quinze minutes, mijoter, laisser réduire le sirop, afin d'obtenir une pâte épaisse, ôter cette pâte au feu, la saupoudrer avec soixante grammes de chocolat à la vanille râpé, passer ce mélange à travers une passoire fine.

LÉGUMES

Légumes verts. — Artichauts. — Asperges. — Aubergines. — Barbe de capucin. — Brèdes ou Blètes. — Cardons. —Carottes. — Céleri. — Châtaignes. — Champignons. — Chicorée. — Choux. — Choux-fleurs. — Concombres. — Cresson. — Epinards. — Endives. — Haricots verts. — Haricots blancs ou verts. — Laitue. — Mange-Tout. — Navets. — Oseille. — Pommes de terre. — Potirons. —Pois verts. — Radis. — Tomates. — Salades. — Salsifis. — Topinambours. — Tomates. — Truffes. — Préparation des légumes. — Légumes bouillis, frits, en purée. — Jus de légumes. — Salade de légumes. — Artichauts poivrade, à la mode espagnole.— Asperges sans poivrade, aux œufs pochés. —Asperges sauce blanche — Pointes d'asperges au jus. — Aubergines farcies, frites. — Brèdes au jus. — Cardons au jus, sauce blanche, à la moelle. — Carottes sauce blanche, au beurre, frites, au sucre, en gâteau. — Céleri au jus. — Chicorée à la crème, en salade, cuite. —Choux au riz. — Choux-fleurs sauce blanche. — Choux fleurs au beurre, en salade. — Concombres farcis, au jus. — Epinards au beurre, au jus, aux œufs pochés, au maigre, en salade, au sucre, en potage. — Endives au jus. — Haricots verts au beurre, à la crème, en salade. — Laitue au naturel, farcie, à l'espagnole, en salade, cuite. — Navets glacés, au beurre, sauce blanche. — Pois verts au beurre, aux laitues. — Potiron au fromage. — Soupe de potiron. — Romaine. — Salsifis à la poulette, à l'italienne. — Topinambours sauce blanche.

Les légumes sont des aliments légers d'un goût varié, et, en général, sauf de rares exceptions, fort hygiéniques, que l'on considère, bien à tort, comme peu nourrissants.

En principe, il ne faut guère écarter les légumes de la composition d'un menu, soit qu'il s'agisse d'une personne en bonne santé, soit qu'il s'agisse d'un convalescent, et ne jamais oublier que l'abstinence totale de légumes est aussi malsaine, sinon plus, que l'abstinence totale de viande. L'un et l'autre système ont des partisans acharnés; les uns et les autres appellent à l'appui de leurs dires des exemples sérieux, concluants, d'où l'on peut déduire qu'il peut être très nuisible, ou très profitable, de se borner exclusivement à l'un ou à l'autre système ; un juste milieu, qui doit contrebalancer les qualités ou les défauts respectifs de ces systèmes, semble donc être le plus conforme et le plus hygiénique.

Sans posséder des actions directes et puissantes, chaque légume a des propriétés spéciales, à l'occasion dangereuses ou favorables, suivant la nature d'un malade ou d'un convalescent ; il importe donc de les exposer brièvement.

LÉGUMES VERTS

ARTICHAUTS

L'artichaut est un légume qu'il ne faut jamais présenter cru dans le menu d'un convalescent, car, fût-il petit et tendre, il n'en resterait pas moins indigeste ; au contraire, cuit à l'eau, il est léger, tonique, facile à digérer, mais légèrement astringent, et les malades sujets à des constipations feront bien de ne pas en abuser.

ASPERGES

L'asperge est un légume sain, léger et très facile à digérer; il est permis à tous les malades, sauf dans quelques cas spéciaux, où le malade aura soin, lui-même, de les interdire.

AUBERGINES

L'*aubergine* est un légume léger et digestible, très propre à un convalescent, le difficile pour l'offrir est qu'étant un légume fade il demande à être tant soit peu relevé.

BARBE DE CAPUCIN

La plante dite *barbe de capucin*, et qui est une chicorée obtenue par une culture sans lumière afin d'étioler la plante et de lui enlever ses qualités les plus amères, ne s'employant guère que crue, rentre dans la catégorie des salades mangées crues. (*Voir* à Salades, page 48.)

BRÈDES OU BLÈTES

Les *brèdes* sont un excellent légume dont la tige et la feuille sont aussi agréables l'une que l'autre, quoique ayant chacune un goût et des préparations différentes. Il faut toujours choisir des brèdes ayant des tiges bien blanches, et des feuilles d'un vert sombre ; si les tiges étaient d'un blanc-vert et les feuilles d'un vert clair, c'est que le légume n'est point mûr.

CARDONS

Le *cardon*, quoique d'un goût excellent, est, pour un estomac faible, très indigeste (cela de quelque façon qu'on le prépare) ; il doit donc être proscrit dans le régime des malades.

CAROTTES

La *carotte*, soit qu'elle serve uniquement à relever le goût d'un mets, soit préparée seule, est un légume facile à digérer, rafraîchissant, salutaire aux personnes atteintes de maladie du foie, mais à laquelle il ne faut pas attribuer toutes les vertus extraordinaires que l'opinion lui accorde.

CÉLERI

Le *céleri* est un légume sur les propriétés duquel, quand il est cuit, il est très difficile de se prononcer d'une façon nette ; suivant les uns, il est excitant, irritant, par conséquent interdit ; suivant les autres, il est tonique, anti-bilieux, et par conséquent indiqué ; il ne faut donc l'employer qu'après avoir consulté le docteur. Du reste, ce légume n'est pas de ceux qu'on donne en premier, ni à un malade, ni à un convalescent ; on peut donc le réserver pour la fin d'un régime, et attendre le rétablissement complet de l'estomac ; cru, en salade, il est des plus indigestes.

CHATAIGNES

(*Voir* à Féculents, p. 134.)

CHAMPIGNONS

Les *champignons* et les genres divers qui s'y rattachent, tels que *ceps, morilles*, etc., etc., sont exclus de l'alimentation des malades et des convalescents ; non pas à cause des craintes d'empoisonnements, toujours fréquents et probables dans un mets d'une origine aussi douteuse, mais parce que le champignon, sans être réellement indigeste, est très lent à digérer.

Les livres de cuisine donnent plus d'une recette pour reconnaître les propriétés dangereuses ou inoffensives des champignons : les plus usitées sont de mêler aux champignons en ébullition dans de l'eau une cuiller ou une pièce d'argent : le procédé est loin d'être sûr, et c'est une prétention imprudente que d'en garantir le résultat ; pourtant à Paris, et dans quelques grands centres. le champignon est cultivé, par conséquent, reconnu d'avance inoffensif ; mais à la campagne on les cueille souvent sans discernement. Le mieux est de s'abstenir, et si la gourmandise pousse à les manger, c'est aux risques et périls d'un empoisonnement.

Empoisonnement par les champignons. — Si le cas d'empoisonnement par les champignons n'est pas foudroyant, ce qui arrive parfois, il faut au moins, en attendant l'arrivée du médecin, débarrasser les issues du tube digestif et administrer des vomitifs et des purgatifs. Comme vomitifs on peut donner de l'ipéca, ou à défaut de celui-ci de l'eau tiède en abondance ; comme purgatifs, de l'huile de ricin, ou sinon du lait froid à profusion et des lavements d'eau tiède mélangée de glycérine, d'huile, ou de savon de Marseille blanc, râpé et dissous dans de l'eau.

CHICORÉE

La chicorée, cuite et préparée, est un excellent aliment pour les malades et les convalescents ; non seulement elle est tonique à cause de son amertume, mais elle est rafraîchissante et antibilieuse ; crue, elle est, comme la plupart des salades, interdite aux personnes dont l'estomac est encore délicat.

CHOUX

Le *chou* est un légume absolument interdit, sous quelque forme que ce soit, aux malades et aux convalescents ; il est lourd, indigeste, acide. (Bien entendu, si le malade était, par exemple, comme les personnes de la campagne, habitué dès l'enfance à digérer des choux, dans ce cas, au bout de quelques jours, quand l'estomac aurait fait preuve d'être en parfait état, on peut essayer de quelques feuilles mûres du chou, très hachées et très cuites, mêlées dans une soupe à des éléments qui fassent contre-poids, tels que riz ou orge. (*Voir* plus loin à Soupe aux choux.)

La défense qui s'applique aux choux verts s'étend aux choux violets, aux choux-pommes, aux choux d'Angers et aux choux-raves.

Les choux de Bruxelles sont également interdits.

CHOUX-FLEURS

Le *chou-fleur*, quoique indigeste, l'est pourtant moins que les autres variétés du chou ; on peut l'employer, en le préparant avec soin.

CONCOMBRES

Le *concombre*, qui se mange ordinairement cru, en salade, est un légume lourd, des plus difficiles à digérer qu'il existe, et qui ne doit jamais être donné, ni à un malade ni à un convalescent.

Quant aux petits concombres, dont on fait des cornichons, soit au sel, soit au vinaigre, soit à la moutarde, ils sont excitants et absolument défendus.

CRESSON

Le *cresson* employé comme légume possède des propriétés très marquées, mais en général on lui attribue plus de mérites qu'il n'en possède.

Mâché cru, sans en avaler les feuilles, en absorbant le seul jus, il convient aux maladies externes de la bouche, de la langue, et des gencives, ainsi que dans quelques faiblesses de la digestion.

Mâché cru, en avalant les feuilles, il peut aussi agir comme laxatif.

En jus, on l'utilise contre quelques maladies de la peau, mais il faut ajouter tout de suite qu'ici une observation attentive s'impose, car si le jus de cresson est utile pour détruire les dartres, les eczémas, les boutons, souvent aussi, par une même action dépurative, il provoque des poussées ou augmente celles déjà existantes.

En jus, également, on le prescrit aux nourrices allaitant des enfants d'origine scrofuleux ou phtisiques.

Cru, en salade, il est comme toutes les salades peu facile à digérer, et, dans ce cas, il faut avoir soin de ne laisser aucune tige, et n'employer que les feuilles.

Le cresson doit être parfaitement vert, ferme, et les tiges bien vertes, sans teinte jaunâtre. — Dans ce cas, c'est qu'il n'est pas fraîchement cueilli, et a été conservé dans de l'eau, ce qui lui fait perdre ses propriétés et sa saveur.

ÉPINARDS

L'*épinard* est un légume des plus sains et des plus préférables pour le régime des malades et des convalescents et de toute personne menant une vie sédentaire, parce qu'il est laxatif et antibilieux ; bien entendu, il ne faut jamais employer des épinards qu'on achète cuits et hachés, il y entre une foule de plantes, feuilles, tiges, plus ou moins saines et plus ou moins propres.

ENDIVES

L'*endive*, qui ne se répand en France que depuis peu, est un légume de la famille des laitues (comme la scarole ou la chicorée) ; cuit, il est léger et agréable ; cru, en salade, il est moins lourd que la plupart des salades d'hiver, mais un peu fade.

HARICOTS VERTS

Les *haricots verts* ne doivent être donnés aux

malades et aux convalescents que lorsqu'ils sont déjà en état de bien digérer; il faut choisir des haricots petits, tendres, et point filandreux, les fendre par le milieu autant que cela soit possible et leur faire subir une cuisson prolongée.

La fraîcheur des haricots verts se reconnaît en brisant un haricot par le milieu; il faut que la tige ne plie point, mais se rompe sèchement d'un seul coup, enfin que le légume soit ferme à l'extérieur et aqueux à l'intérieur.

HARICOTS BLANCS OU VERTS

Les *haricots blancs ou verts* sont interdits aux malades et aux convalescents, ainsi qu'à toute personne d'un estomac délicat; ainsi des haricots secs. (*Voir* à Féculents, page 113.)

LAITUE

La *laitue*, cuite, est un des meilleurs légumes que l'on puisse prescrire aux malades et aux convalescents, à cause de la facilité avec laquelle on peut la digérer, ainsi que de ses propriétés calmantes, adoucissantes et rafraîchissantes; en outre il est facile de se la procurer toute l'année, même quand elle est petite ou moins savoureuse, comme en hiver.

La laitue s'ajoute en général à presque tous les bouillons que l'on prépare pour les malades.

La laitue, crue, est une des salades les plus légères qu'il existe; néanmoins, la salade d'herbes crues étant facilement indigeste, il ne faut pas la donner sans l'autorisation du médecin. (*Voir* à Salades, page 148.)

MANGE-TOUT

Le *mange-tout* est une sorte de haricot vert tendre, très lourd et très indigeste; interdit aux malades.

NAVET

Le *navet,* qui se rattache au genre et à l'espèce des choux, est pour ainsi dire un chou dont on mange la racine au lieu d'en manger les feuilles. — Tout en étant plus digestible que les autres variétés du chou, il n'en provoque pas moins, dans un estomac délicat, des gaz et des acidités; il ne faut donc l'employer que pour des convalescents déjà en état de digérer sans crainte; pourtant, mêlé aux légumes du pot-au-feu, il donne un goût agréable, et son action est inoffensive.

OSEILLE

L'*oseille* est une plante qu'il faut exclure complètement du régime des malades, de celui des convalescents et de l'alimentation de toute personne atteinte de goutte, gravelle, gastralgie, maladies de peau, rhumatismes, maladies de la bile ou du foie.

C'est, tout au plus, si, mêlée à quelques feuilles de laitue, elle peut être ajoutée à une soupe quelconque, et cela dans un but laxatif.

POIS VERTS

Les *pois verts* ne peuvent être donnés à un malade qu'au début de la saison, avant que la partie

farineuse ne soit devenue ferme et que l'enveloppe n'ait grossi, sinon, quand ils sont fermes et
durs; malgré une longue cuisson, ils sont lourds,
indigestes et provoquent des dérangements de
l'estomac.

POMMES DE TERRE.

(*Voir* à *Féculents*, page 113.)

POTIRONS

Le *potiron* est un légume très simple pour les
potages maigres ou au lait.

RADIS

Le *radis* cru, soit mangé au sel, soit coupé en
tranches à l'huile et au vinaigre, est un légume
très lourd et très indigeste; absolument défendu
même à un convalescent déjà rétabli.

ROMAINES

Tout ce qui a été dit plus haut sur la laitue
peut s'appliquer aussi à *la romaine*, qui est la
même espèce, et peut s'employer cuite, d'après
les mêmes préparations; toutefois, il convient d'a-
jouter que la laitue est plus calmante, et, en tant
que salade crue, plus légère à digérer.

SALADES

En général, toutes les salades, c'est-à-dire tout
légume qui se mange cru, à l'huile et au vinaigre,
tel que barbe de capucin, betterave, céleri, chicorée, soit frisée, soit naturelle, soit sauvage,
cresson, doucette, endive, escarole, laitue, mâche,

pissenlit, pourpier, raiponce, romaine, etc., etc., est lourd, d'une digestion difficile, et ne doit être donné à un malade ou à un convalescent qu'avec l'autorisation du médecin.

Si le malade, par habitude ou caprice, désir ou entêtement, s'obstine à demander des salades, le mieux est de lui donner des légumes bouillis et tiédis, que l'on assaisonne à l'huile et au vinaigre, tels que laitue, chicorée frisée, épinards.

SALSIFIS

Le *salsifis*, qui appartient au genre des laitues, mais dont on ne mange que la racine, est un légume facile à digérer, et d'une grande utilité en hiver à cause des préparations diverses auxquelles il se prête.

TOPINAMBOURS

Se rattache à la Pomme de terre pour ses défauts ou qualités. (*Voir* page 114.)

TOMATES

La *tomate*, à cause de son acidité, est interdite, soit crue, soit cuite, soit conservée, aux malades et aux convalescents ainsi qu'à toute personne atteinte de rhumatismes, goutte, gravelle, gastralgie, dyspepsie, etc.

TRUFFES

La *truffe* est un excellent condiment, mais il est indigeste, un estomac malade le supporte avec peine; pourtant, le seul parfum de la truffe n'es pas dangereux et on peut glisser une ou deux truffes dans le poulet destiné à un convalescent, à condition qu'il n'en mangera point, et se contentera de l'odeur communiquée par le tubercule, encore n'est-ce pas pour un malade ni un convalescent délicat, mais pour une personne absolument remise.

RÉSUMÉ :

Légumes permis et faciles à digérer cuits:

Artichauts,	Epinards,
Asperges,	Endives,
Aubergines,	Laitue,
Carottes,	Romaine,
Chicorée,	Salsifis.

Légumes tolérés sous condition :

Brèdes,	Navets,
Céleri,	Pois verts,
Choux-fleurs,	Pommes de terre,
Cresson,	Topinambours.
Haricots verts,	

Légumes défendus :

Cardons,	Mange-Tout,
Champignons,	Oseille,
Choux,	Raves,
Choux de Bruxelles,	Radis,
Choux verts de l'Anjou,	Salades crues,
Concombres,	Tomates,
Haricots blancs frais,	Truffes.

PRÉPARATION DES LÉGUMES

On prépare les légumes de cinq façons :
Bouillis,
Frits,
Purées,
Jus,
Salades.

Les légumes bouillis, façon la plus usuelle de les préparer, sont aussi les plus faciles à digérer; on y ajoute, pour en relever le goût, du beurre, du lait, du jus, des graisses, des gelées, du sucre ou de l'huile et du vinaigre. (*Voir* plus loin : *Salades.*)

Les légumes frits sont plus lourds à digérer à cause de la graisse où ils ont bouilli, ou à cause de la pâte qui les enveloppe; en tous cas, ils sont indigestes, et si l'on peut à la rigueur tolérer une friture de pommes de terre ou d'aubergines, il faut absolument exclure du régime des malades et des convalescents ces beignets de salsifis, de choux-fleurs, etc., qui sont épais et indigestes.

Les légumes en purée sont une excellente façon de les préparer pour les estomacs délicats.

Les jus de légumes, qui ne sont que des bouillons de légumes concentrés, sont d'un usage oublié et peu actif, auxquels on attribuait jadis des mérites qu'ils sont loin d'avoir en réalité.

Les salades de légumes cuits, telles que salades de pommes de terre, d'épinards, de haricots verts de choux-fleurs, peuvent, avec l'autorisation du médecin, figurer parfois sur le menu d'un convalescent déjà en état de digérer des choses solides, mais les salades de légumes ou d'herbes crus sont, — sauf le cresson, dans quelques cas, — absolument interdites.

ARTICHAUTS

Artichauts au naturel. — Choisir un artichaut de moyenne grosseur, très vert, enlever ce qui peut rester de la tige, et couper la tête des feuilles, le faire bouillir dans de l'eau, avec sel, jusqu'à ce qu'en tirant une feuille elle se détache aisément. Les égoutter, les presser légèrement. Servir avec une sauce blanche au lait ou au beurre. (*Voir* à *Sauces*, page 101.)

Artichauts en poivrade. — Choisir des petits artichauts, les préparer comme il est dit ci-dessus, et servir avec une sauce à l'huile et au vinaigre, sel; sans poivre.

Artichauts à la mode espagnole. — Diviser un artichaut en quatre parts, en enlever le foin, les tremper vivement dans de l'eau vinaigrée; les faire cuire à l'eau, avec sel, jusqu'à ce qu'ils soient tendres; les retirer, les égoutter.

Faire fondre dans une casserole beurre, huile, sel, y jeter les artichauts, les sauter vivement afin de les faire blondir, ajouter un peu de bouillon, pincée de farine, tourner deux minutes et servir le tout ensemble.

ASPERGES

Asperges sauce panade. — Râcler, couper et préparer les asperges, les faire cuire à l'eau salée, les égoutter.

Prendre du beurre, quand il est bouillant, y mêler un peu de chapelure blanche, sel, laisser bouillir cinq minutes, verser sur les asperges au moment de servir.

Asperges aux œufs pochés. — Préparer et cuire comme il est dit pour les *asperges sauce panade.*

Faire cuire, dans l'eau des asperges, des œufs pochés, et servir avec les asperges, pour lesquelles cela constitue une sauce nourrissante et légère.

Asperges en sauce blanche. — (*Voir* à *Sauces*, page 101.)

Pointes d'asperges aux œufs. — Prendre des asperges, les ratisser et les couper en morceaux, — environ trois morceaux pour une asperge, — garder les têtes à part.

Faire cuire les tiges et les têtes à part, en ayant soin de ne pas briser les têtes.

Sauter les tiges au beurre, avec sel, et une petite pincée de sucre ; faire la même opération aux têtes.

Dresser sur un plat les têtes au milieu, les entourer des tiges et servir avec des œufs pochés.

AUBERGINES

Aubergines farcies. — Choisir deux aubergines de moyenne grosseur ; les éplucher, les fendre en deux dans le sens de la longueur. Avec une cuiller retirer un peu de la chair de l'aubergine, saler fortement l'intérieur de l'aubergine.

Faire une farce avec mie de pain, poulet haché, sel et carottes cuites hachées, lier avec un jaune d'œuf; remplir l'intérieur de l'aubergine avec cette farce, saupoudrer de chapelure, puis placer les aubergines au fond d'une tourtière, les arroser d'huile ou de beurre, et cuire lentement, soit au four, soit avec feu dessus et dessous.

Aubergines frites. — Préparer comme il est dit ci-dessus; seulement, au lieu de les fendre en deux, fendre en quatre; puis frire lentement dans du beurre; —au dernier moment ajouter quelques pincées de farine et quelques gouttes de citron.

BRÈDES OU BLÈTES

Brèdes au jus. — Enlever les feuilles vertes, et faire bouillir à l'eau salée jusqu'à ce que le légume soit tendre sous la dent. Egoutter. Faire une liaison avec un peu de farine roussie dans le beurre, jus de viande quelconque, beurre, et y jeter les brèdes cinq minutes.

CARDONS

Cardons au jus. — Préparer le cardon en coupant les tiges dans leur longueur, en morceaux de deux à trois doigts, et les plonger de suite dans de l'eau avec vinaigre ou citron; couper le pied du cardon en quartiers, mêler ensemble, et faire bouillir avec pincée de farine et vinaigre ;

les retirer à moitié cuisson, égoutter et enlever les fils de chaque morceau.

Placer le cardon dans une casserole avec bouillon, faire achever de cuire, et au dernier moment ajouter une liaison de beurre, pincée de farine et jaune d'œuf, sans laisser bouillir.

Cardons sauce blanche. — Préparer comme il est dit ci-dessus, mais faire rebouillir, après avoir enlevé les fils, jusqu'à cuisson complète. Egoutter, et servir avec une sauce blanche. (*Voir* à *Sauces*, page 101.)

Cardons à la moelle. — (Cette préparation est excellente, mais trop lourde pour un malade.)

CAROTTES

Carottes sauce blanche. — Prendre des petites carottes nouvelles, râcler, laver et mettre à cuire avec eau et sel ; les retirer à moitié cuisson, égoutter et replacer dans une casserole, ajouter sel, beurre et un morceau de sucre.

Faire une sauce blanche et servir en plaçant les carottes au fond d'un plat recouvertes par la sauce. (*Voir* à *Sauces*, page 101.)

Carottes au beurre. — Couper des carottes jeunes en rondelles, les faire bouillir dix minutes; égoutter, mettre dans une casserole avec beurre, sel et sucre, en laissant la casserole découverte afin d'évaporer l'humidité, rajouter, si elles dessèchent, un peu de beurre avec un peu de bouillon.

Carottes frites. — Choisir des carottes longues, les éplucher et les couper menu, soit en long, soit en rond. (Si elles sont fermes, les blanchir à moitié, puis égoutter et essuyer dans un linge.)

Faire une friture avec du beurre ou de l'huile, les égoutter dans une passoire, puis les sécher dans un linge, vivement pour que les carottes ne froidissent point, saupoudrer de sucre fin.

Gâteaux de carottes. — (*Voir* à *Entremets* et *Pâtisserie*, page 117.)

Carottes au sucre. — (*Voir* à *Entremets* et *Pâtisserie*, page 117.)

CÉLERI

Céleri au jus. — Choisir des pieds de céleri tendres, supprimer la partie ferme, les couper en petits morceaux, les laver et les mettre à bouillir vingt minutes dans de l'eau salée, égoutter, placer dans une casserole avec bouillon gras, faire mijoter dix minutes, ajouter au dernier moment pincée de farine, beurre et un jaune d'œuf.

CHICORÉE

Chicorée en purée à la crème. — Cuire à l'eau bouillante et salée les chicorées, les égoutter, puis les presser dans un linge sec afin de bien en enlever l'humidité. Les hacher fin et les mettre dans une casserole sans couvercle avec bon morceau de beurre (en moyenne un quart de beurre pour six grosses chicorées), tourner et faire évaporer l'humidité. Saupoudrer de farine, ajouter un demi-verre de lait, tourner et mijoter un quart d'heure.

Nota. — La chicorée, sous peine d'être fade, exige du beurre et du lait en abondance, ainsi que d'être préparée et prête au moins une demi-heure avant d'être servie, afin d'être reposée et liée.

Chicorée en salade cuite.—Faire bouillir entières les chicorées, retirer, égoutter, diviser en tranches, étendre sur un linge et laisser froidir. Assaisonner à l'huile, vinaigre et sel.

Cette salade, très agréable aux malades, est beaucoup moins indigeste que les autres salades d'herbes crues.

CHOUX

Choux au riz. — Prendre un cœur d'un jeune chou bien mûr, le blanchir, et le couper sans le hacher en petits morceaux, égoutter, et remettre dans une casserole avec bouillon non dégraissé, riz. sel, oignons, et laisser bouillir jusqu'à ce que le riz soit cuit et le bouillon évaporé, ajouter du bouillon si cela est nécessaire.

Nota. — Ce mets, qui vient d'Espagne, est comme toutes les préparations du chou, — quoique il soit ici atténué par le riz, — légèrement indigeste ; il ne faut le donner qu'à un convalescent déjà fortifié, et en état de supporter des aliments plus lourds.

CHOUX-FLEURS

Choux-fleurs en sauce blanche.—Débarrasser un chou-fleur des feuilles vertes, le diviser en quatre et s'assurer en le visitant par le fond qu'il ne contient pas de chenilles, le laver et le mettre à cuire avec sel, jusqu'à ce qu'il soit tendre; égoutter, dresser sur un plat et arroser avec une sauce blanche. (*Voir* à *Sauces*, page 101.)

Choux-fleurs au beurre. — Préparer comme il est dit ci-dessus, mais au lieu d'eau faire bouillir les choux-fleurs dans du bouillon ; quand ils sont très tendres les égoutter, puis les dresser dans un plat.

Lier la cuisson avec beurre, jaune d'œuf et filet de citron, arroser les choux-fleurs et servir chaud.

Choux-fleurs en salade. — Préparer comme il est dit plus haut; cuire à l'eau bouillante avec sel, égoutter, laisser refroidir et assaisonner à l'huile et au vinaigre.

Nota. — Cette salade est assez indigeste, et si on se risque à la donner, au moins ne faut-il employer que des choux-fleurs très cuits, et cuits du jour même, ceux de la veille seraient encore plus lourds.

CONCOMBRES

Concombres farcis.—(*Voir* plus haut à *Aubergines farcies*.)

Concombres au jus.—Prendre deux concombres, les éplucher, les fendre en deux dans leur lon-

gueur, puis les couper en quatre morceaux, retirer les graines à l'aide d'une cuiller, puis faire
bouillir dix minutes dans de l'eau salée. Egoutter,
ranger les morceaux au fond d'une casserole,
ajouter du beurre, et faire revenir, en tournant
les morceaux des deux côtés; ajouter bouillon, ou
plutôt de préférence du jus, faire cuire à feu lent
jusqu'à diminution du jus, et servir avec un filet
de vinaigre.

ÉPINARDS

Epinards au beurre.—Enlever les tiges, laver et
cuire les épinards à l'eau salée, les égoutter, les
couper avec un couteau, les remettre dans une
casserole avec un bon morceau de beurre, remuer,
et servir arrosés de beurre frais.

Epinards au jus.— Préparer comme il est dit
ci-dessus, mais hacher finement avec une hachette,
remettre la purée d'épinards dans une casserole,
ajouter du beurre, et faire revenir les épinards en
les tournant, de façon à laisser l'humidité s'évaporer complètement; saupoudrer d'une dose de
farine (une cuillerée par livre d'épinards cuits),
cuillerées de lait, remuer encore cinq minutes,
servir, et arroser de jus de viande bien chaud.

Epinards aux œufs pochés. — (Même recette
que plus haut pour les épinards au beurre; seulement, au moment de servir, on ajoute des œufs
pochés.)

Epinards au maigre. — Prendre des épinards

très tendres, les laver, les égoutter et les étendre sur un linge propre afin de bien enlever l'humidité.

Mettre dans une casserole de l'huile d'olive et sel, jeter les épinards, les retourner avec une cuiller jusqu'à cuisson complète, verser deux cuillerées de vin rouge cuit, faire bouillir cinq minutes et servir chaud.

Epinards en salade. — Laver des épinards, les faire cuire à l'eau salée, les égoutter et les presser entre un linge propre ; laisser froidir et assaisonner à l'huile et au vinaigre (excellente salade, légère, facile à digérer et très agréable au goût).

Epinards au sucre. — (*V.* à *Entremets*, p. 117.)

Potage d'épinards. — Prendre une grosse poignée de feuilles d'épinards, les laver, puis les mettre dans une casserole en terre, avec eau, beurre, sel, bouquet, un gros oignon, faire bouillir jusqu'à réduction de moitié.

ENDIVES

Endives au jus. — Essuyer les endives avec un linge, et les mettre à cuire sur feu lent, dans du bouillon, remuer la casserole de temps en temps pour que le légume ne s'attache pas, mais employer la cuiller le moins possible, afin de ne pas briser les troncs ; quand la cuisson est presque desséchée, ajouter quelques cuillerées de jus où l'on a d'abord délayé une ou deux pincées de farine.

HARICOTS VERTS

Haricots verts au beurre. — Laver et préparer les haricots en enlevant la tête et la queue de chaque gousse.

Mettre de l'eau sur le feu et y jeter les haricots quand elle est bouillante, sel, et laisser cuire. Egoutter, remettre dans une casserole avec beurre frais.

Haricots verts à la crème. — Même façon que la précédente, mais au moment de servir ajouter deux cuillerées de crème épaisse, ou sinon deux cuillerées de lait avec une pincée de farine.

Haricots verts en salade. — Cuire les haricots préparés à l'eau bouillante, les égoutter, laisser froidir et servir assaisonnés à l'huile et au vinaigre.

Nota. — Cette salade est légèrement indigeste et ne peut être donnée à un malade, mais à un convalescent déjà fortifié.

LAITUES

Laitues au naturel. — Éplucher les laitues, et les coucher au fond d'une casserole plate, les couvrir de bouillon, et faire cuire lentement en ayant soin de ne pas laisser attacher. Quand la cuisson est réduite, verser quelques cuillerées de jus et servir.

Laitues farcies. — Éplucher et faire blanchir rapidement les laitues à l'eau salée, égoutter, ôter le cœur, et placer à sa place un godiveau, ou une quenelle; refermer les feuilles sur la farce, ficeler et remettre dans une casserole plate, ajouter quelques cuillerées de bouillon et de jus, bouquet, et, si l'on veut, des tranches de veau; feu dessus et dessous.

Pour faire le godiveau, hacher, soit du veau, soit du poulet, ajouter sel, beurre, mie de pain, et un œuf entier, pincée de farine, de façon à faire une pâte très ferme, préparer une boulette, la cuire à l'eau bouillante, laisser refroidir, et employer comme farce.

Laitues à l'espagnole. — Même recette que les *laitues farcies;* seulement, au lieu de farce, on remet dans le cœur des laitues un peu de sel : replacer les laitues dans une casserole avec carottes coupées en rondelles, oignons, bouquet, et tranche de jambon, quelques cuillerées de consommé, laisser mijoter à feu lent; puis égoutter, frire vivement dans du beurre, et servir.

Laitues en salade cuite. — Blanchir légèrement des laitues, égoutter, et presser dans un linge afin d'enlever toute humidité ; refroidir et servir à l'huile et au vinaigre.

Nota. — Cette salade de laitues cuite est très agréable et très légère à digérer, elle peut être donnée à tous les malades en état de supporter un peu de vinaigre.

NAVETS

Navets glacés. — Choisir des petits navets, les

râcler, et les cuire un quart d'heure à l'eau salée, égoutter, et les replacer dans une casserole avec beurre, sel, pincée de sucre, les faire sauter et blondir, laisser le bouillon diminuer de moitié, mettre sur le côté du feu à mijoter jusqu'à ce qu'il n'y ait plus de jus.

Navets au beurre. — Choisir des navets un peu forts mais tendres, les râcler et les fendre en deux ou en quatre suivant la grosseur, les placer dans une casserole sans couvercle avec bon morceau de beurre et sel, cuire doucement en retournant avec soin pour ne pas les casser, jusqu'à ce qu'ils aient pris une couleur brune. On peut, au moment de servir, les saupoudrer de sucre fin.

Navets sauce blanche. — Choisir des navets jeunes, de moyenne grosseur, les râcler, et les cuire à l'eau salée jusqu'à ce qu'ils soient tendres, égoutter, et servir recouverts d'une Béchamel. (*Voir* à *Sauces*, page 101.)

POIS VERTS

Pois verts au beurre. — Choisir des pois très tendres, les faire bouillir dans de l'eau, avec sel, sucre et persil, pendant quinze minutes. Égoutter, verser sur un plat bien chaud, et arroser de beurre fondu.

Pois aux laitues. — Faire fondre un bon morceau de beurre dans une casserole en terre, ajouter oignons, un cœur de laitue, sel, pincée de sucre et pois verts très jeunes; couvrir avec une assiette, et placer un peu d'eau sur l'assiette, faire cuire en remuant, — par petits sauts de la casserole, — avoir soin de ne pas laisser dessécher, et, s'il le faut, ajouter quelques cuillerées d'eau, mais le moins possible. Après cuisson, mettre un morceau de beurre et servir.

Nota. — Il ne faut jamais donner à un malade ou à un convalescent des pois gros et durs, quand même ils seraient frais cueillis; non seulement la partie farineuse est déjà trop développée, mais les pellicules — ou peaux — des petits pois sont grosses, le tout est un ensemble indigeste que la plus longue cuisson n'améliore pas ; — il ne faut donc employer des pois qu'à leur début, quand ils sont très tendres et encore pleins d'eau pour ainsi dire.

POTIRONS

Potirons au fromage. — Couper le potiron en morceaux carrés, et faire bouillir un quart d'heure dans de l'eau salée, égoutter, et mettre les morceaux dans un poêlon en terre avec beurre et sel, les frire, les retirer, et les remettre dans un plat allant au four, les couvrir de gruyère râpé, faire prendre au four et servir.

Soupe de potirons. — (*Voir* à *Potages maigres*, page 146.)

ROMAINES

La romaine s'emploie exactement comme la la laitue. (*Voir* à *Laitues*, page 158.)

SALSIFIS

Salsifis à la poulette. — Râcler les salsifis et les jeter de suite dans de l'eau avec du vinaigre et une cuillerée de farine; — saler, égoutter, et remettre dans de l'eau avec du vinaigre et sel, faire bouillir, égoutter et mettre au chaud.

Tenir prête une sauce Poulette (*Voir* à *Sauces*, page 101), la mêler aux salsifis, ajouter une liaison d'un jaune d'œuf, et filet de citron.

Salsifis à l'italienne. — Préparer comme il est dit ci-dessus, mais au lieu de sauce Poulette, préparer un peu de consommé et un peu de jus, y jeter les salsifis, laisser diminuer; au moment de servir, saupoudrer de gruyère râpé.

TOPINAMBOURS

Topinambours sauce blanche. — Éplucher des topinambours, les cuire à l'eau salée, les égoutter; faire fondre dans une casserole du beurre, du sel et y faire sauter les topinambours, les laisser blondir, arroser d'une sauce blanche Béchamel et laisser mijoter deux ou trois minutes, servir.

(Voir à *Sauces*, page 101.)

FRUITS FRAIS ET CUITS

Fruits : fruits acidulés, fruits aqueux, fruits aromatiques, fruits astringents, fruits huileux, fruits secs, fruits sucrés, fruits rouges. — Différentes cuites au sucre. — Fermeture et bouchage des pots. — Abricots : compote d'abricots, compote d'abricots entiers, confiture d'abricots, conserve d'abricots, compote d'abricots à l'orange, compote d'abricots grillés, compote d'abricots méringués. — Amandes (*Voir* Deuxième partie, loochs, laits, etc.) — Ananas : ananas rapés, ananas en tranches, ananas conservés, sirop d'ananas. (*Voir* deuxième partie.) — Bananes : bananes frites. — Cerises : confiture de cerises, conserve de cerises noires, compote de cerises. — Citron : grillade de citron, sirop de citron (*Voir* deuxième partie). — Cocos : tablettes de noix de coco. — Coings : coings au beurre, gelée de coings, gelée de coings dite cotignac, compote de coings, coings en quartiers. — Fraises : compote de fraises, gelée aux fraises, sirop de fraises, ratafia (*Voir* deuxième partie). — Groseilles : gelée de groseilles. — Figues : conserve de figues fraîches. — Framboises : gelée de framboises, marmelade de framboises. — Oranges : compote d'oranges, confiture d'oranges, confiture d'écorces d'orange, pâte d'écorces d'orange, salade d'oranges. — Pêches : compote de pêches dures, compote de pêches molles, compote de pêches au vin, marmelade de pêches. — Poires : compote de poires, compote de poires à l'eau de cerises, confiture de poires, marmelade de poires. — Pommes : compote de pommes, compote de pommes sèches, gelée de pommes, marmelade de pommes, pommes au four, pommes au four au naturel, pommes méringuées, conservation des pommes. — Prunes : compote de reines-claude, compote de prunes rouges, compote de prunes noires, compote de pruneaux secs, compote de mirabelles, marmelade de reines-claude, marmelades de mirabelles, marmelade de prunes noires. — Melons : compote de melon, confiture de melon. — Myrtilles : compote de myrtilles. — Néfles : nèfles au beurre. — Raisins : raisins muscat au naturel, raisiné simple, raisiné à la mode de Bourgogne, conservation du raisin : à l'eau, au son, au papier.

FRUITS

Les fruits offrent de grandes ressources pour la nourriture des malades et des convalescents ; on les emploie frais, cuits, ou desséchés. C'est une erreur de s'imaginer qu'ils sont tous, et toujours, indigestes; il est évident que pour donner un fruit frais à un malade il faut connaître la nature du fruit et les signes certains de sa maturité; la maturité d'un fruit, plus que sa beauté, est à considérer quand il s'agit d'un malade.

FRUITS ACIDES

L'ORANGE est par excellence le fruit permis aux malades ; il faut qu'elle soit de moyenne grosseur (car petite elle est verte, énorme elle est fade), d'une teinte ferme et que le zeste (ou peau) soit bien lisse. La mandarine, plus douce et plus sucrée, est moins rafraîchissante.

LE CITRON, du moins celui que nous possédons en France, ne se mange pas; il sert comme condiment dans les sirops, les sauces, les limonades, les entremets, etc., etc. Il faut le choisir de moyenne grosseur, lourd, d'une teinte foncée, et d'un zeste (ou peau) très lisse.

L'ANANAS s'emploie peu en France, où il est relativement coûteux et rarement en état de maturité parfaite; néanmoins il y a d'excellentes préparations à en tirer. Il faut que l'ananas frais soit d'une teinte vive, que les peaux écailleuses qui le recouvrent ne soient point sèches, enfin que l'odeur du fruit soit très accentuée.

LA GRENADE, quand elle est dans un état de maturité complète, est agréable aux malades, à qui l'on peut donner, en guise d'orange, à en sucer les graines. Il faut que la grenade soit à l'extérieur d'une teinte foncée, et à l'intérieur d'un rouge vif et foncé.

La groseille, qu'elle soit blanche, rouge ou verte, dite *maquereau*, ne doit jamais être donnée crue à un malade, elle est très indigeste ; on l'utilisera à des préparations diverses : eau de groseille, confiture, etc., etc.

Les cerises sont généralement défendues crues aux malades, car celles qui sont légères, telles que les cerises rouge clair cristallines, sont trop acides, et les cerises sucrées, qui sont noires et fermes, trop lourdes ; — les cerises se prêtent à une foule de préparations.

FRUITS ACIDULÉS

La fraise, étant un fruit essentiellement acide et froid, est un fruit indigeste qui ne peut être accordé cru que sur l'autorisation expresse du médecin, et encore faut-il l'assaisonner avec des jus ou des liqueurs. (*Voir* à *Fraises* et à *Fruits rouges*, page 171.)

La fraise la moins indigeste est la fraise dite *ananas*, à gros fruits blancs, volumineux, mous et aqueux, dont la culture, du reste, est à peu près abandonnée en France ; quant à la fraise *anglaise*, la fraise *Ricard*, et la fraise des bois, malgré leur rougeur et leur parfum qui indiquent leur complet état de maturité, elles sont lourdes et dangereuses.

La FRAMBOISE, qui est de la même famille que la fraise, possède les mêmes qualités et presque les mêmes défauts; néanmoins, quand elle est mûre, et fraîchement cueillie, car elle moisit rapidement, elle est plus facile à digérer, son acidité étant plus sucrée.

La PÊCHE est un fruit indigeste, non qu'il soit très acide, mais parce qu'il est très froid; d'ailleurs, même les personnes en bonne santé ne l'employant guère sans l'additionner de vin, on comprend qu'il soit interdit aux malades auxquels il ne doit être donné que cuit.

La POMME, à quelque famille qu'elle appartienne, est un fruit lourd, indigeste, défendu aux malades et aux convalescents, à moins d'être cuit.

FRUITS AQUEUX

Le MELON ET LA PASTÈQUE (ou melon d'eau) sont des fruits froids et indigestes, même en parfait état de maturité, par conséquent absolument interdits aux malades et aux convalescents.

FRUITS AROMATIQUES

L'ABRICOT est un fruit que l'on peut accorder cru aux convalescents, en petite quantité, et quand il est mûr; on reconnaît la parfaite maturité de l'abricot quand il est d'un jaune orangé, légèrement rouge (au moins d'un côté), tendre sous la pression, au point de s'ouvrir aisément en deux parties, et répandant une odeur vive.

FRUITS ASTRINGENTS

LES NÈFLES, quand elles sont mûres au point d'être blettes, sont un fruit agréable et léger, fort utile dans le menu des malades qui digèrent difficilement d'autres fruits.

On a tort de les négliger pour les compotes et les confitures.

LA CORME OU CORNOUILLE OU POIRE DE SERBIE, LES SENELLES, ET LES MYRTILLES sont des fruits qui ne se mangent jamais frais, mais qui s'utilisent très bien en marmelades.

LE COING ne se mange que cuit, en confiture, en gelée, en marmelade, en pâte, etc., etc.

Les fruits astringents et les préparations que l'on en tire sont considérés comme propres à arrêter la diarrhée, il ne faut donc point en donner sans considérer l'état du malade ou du convalescent, c'est-à-dire que les personnes sujettes à la constipation doivent s'en abstenir, ou n'en user qu'en très petite quantité.

FRUITS HUILEUX

L'AMANDE douce, quand elle est fraîche, est un fruit léger que les malades digèrent fort bien.

L'amande sèche, douce ou amère, est lourde, indigeste, par conséquent doit être exclue du régime des malades, à moins qu'elle ne soit présentée sous forme de suc, en lait, ou en looch.

LA NOIX est un fruit interdit aux malades et aux convalescents, ainsi qu'à toute personne ayant l'estomac délicat.

Fraîche, la noix est lourde à digérer ; sèche, elle est indigeste au plus haut point et cause non seulement des pesanteurs et des aigreurs, mais de véritables coliques.

Les noix fraîches ou cerneaux, quand elles sont vertes encore, au mois de juin par exemple, donnent une confiture (*Voir* à *Noix*) tonique et reconstituante autant qu'agréable et aromatique.

LA NOISETTE est tout aussi indigeste que la noix, et doit être également exclue du régime des malades et des convalescents.

LA PISTACHE, employée comme aromate dans les entremets, est permise aux malades à condition d'être ou broyée, ou plutôt enlevée quand on en aura extrait le goût et l'odeur, car son fruit est lourd ou indigeste.

LA NOIX DE COCO, absolument interdite crue, s'utilise en confitures excellentes et légères. (*Voir* à *Noix de coco*.) Il ne faut utiliser une noix de coco qu'après s'être assuré, avant de l'ouvrir, en la secouant, qu'elle contient encore du liquide, sinon elle est sèche et rance.

FRUITS SECS

LE RAISIN SEC. (*Voir* à *Fruits sucrés* au paragraphe : *Raisins*, page 169.)

LA NOIX. (*Voir* à *Fruits huileux*, au paragraphe *Noix*, page 168.)

La noisette. (*Voir* à *Fruits huileux*, au paragraphe : *Noisette*, page 168.)

La figue sèche. (*Voir* à *Fruits sucrés*, au paragraphe : *Figue*, page 169.)

L'amande. (*Voir* à *Fruits huileux*, au paragraphe : *Amande*, page 167.)

La datte sèche est un fruit nourrissant et léger, permis aux malades, mais sa nature est astringente, et par conséquent il est dangereux pour les personnes sujettes à souffrir de la constipation.

FRUITS SUCRÉS

La poire est un fruit qui convient aux convalescents qui, ayant laissé le régime de la diète, supportent déjà des aliments solides ; mais il faut que ce soit en petite quantité et en parfait état de maturité, quand la poire est *fondante*, par conséquent ; il ne faut point employer de poires dans le régime des convalescents avant le mois de septembre, les premières poires de l'été étant sujettes à conserver encore un peu d'acidité. Si l'on donne une poire pendant la saison d'hiver, il faut que cette poire soit depuis vingt-quatre heures dans une chambre chauffée à la température courante afin d'avoir perdu le froid qu'elle pourrait avoir contracté dans un grenier, une cave, ou un garde-manger.

La figue bien mûre est un excellent fruit pour les malades et les convalescents ; on reconnaît sa maturité quand on la sent tendre sous la pression du doigt, et que la peau est légèrement fendillée, laissant découler un jus sucré.

La figue sèche, sans être aussi agréable que la figue fraîche, est parfaitement digestible.

La prune, même en état de maturité, est un fruit presque totalement interdit aux malades et en général à tous les estomacs délicats ; elle est indigeste, non seulement crue, mais même cuite en compote ; c'est tout au plus si, en marmelade et en confiture, elle perd un peu de ces défauts acides.

La prune sèche, ou pruneau, n'est pas indigeste mais rafraîchissante et laxative ; elle peut, sur certains estomacs, produire l'effet d'un léger purgatif.

La mirabelle, crue ou cuite, est analogue à la prune.

Le raisin est sans contredit, avec l'orange, et même *avant* l'orange, le meilleur fruit à l'usage des malades et des convalescents, cela d'autant plus que différents procédés permettent de garder du raisin frais au moins jusqu'au mois de mars. (Voir à *Raisins*, page 193.)

Il faut toujours choisir de préférence du raisin blanc afin de s'assurer de son parfait état de maturité, ce qui est facile à reconnaître, car le raisin mûr est jaune, d'une belle teinte dorée ; les grappes trop grandes et aux grains trop pressés sont moins douces, les petites grappes aux grains écartés mûrissent mieux.

Les personnes délicates de l'estomac feront bien, en prenant des raisins, de rejeter au moins la pellicule, sinon la pellicule et les grains ; — dans le cas contraire, le raisin ou plutôt les pellicules absorbées provoquent des indigestions.

Les raisins secs sont lourds et indigestes ; ils ne doivent être permis aux malades qu'en fort petite quantité, et attendris par la cuisson dans les entremets.

La banane, quoique étant un fruit exotique, se rencontre assez souvent en France pour qu'il faille la distinguer ; ses qualités sont analogues à celles de la poire, elle est facile à digérer, mais froide ; il est indispensable de la choisir bien mûre ; une banane est mûre quand elle est entièrement jaune d'un jaune d'œuf foncé, semée de tâches noires sur la peau ; même si la banane était noire et molle, ce n'est point un défaut. On peut en faire un excellent entremets. (*Voir* à *Bananes*, page 177.)

FRUITS ROUGES

Les fruits rouges, fraises, groseilles, framboises, cerises, sont plus indigestes que la plupart des autres fruits acides ; ils sont interdits non seulement aux personnes délicates de l'estomac, mais à toute personne ayant une tendance aux maladies de peau, dartres, eczémas, boutons, etc., etc., aux rhumatisants et aux goutteux.

Précautions de propreté. — La vue d'un beau fruit, mûr et parfumé, enlève souvent à son sujet, les mesures de propreté que l'on devrait toujours prendre.

Quand le fruit peut s'éplucher, tel que la poire, la pêche, l'orange, etc., il faut toujours l'éplu_ cher, en enlever la peau, ou le zeste, à l'aide d'un couteau. Si l'on n'a sous la main aucun couteau et que le fruit puisse quand même s'éplucher, tel l'orange, il ne faut pas hésiter; mais s'il s'agit d'une écorce plus adhérente, comme la poire, la prune, au moins, faut-il laver le fruit.

Quand il s'agit de fruits tels que fraises, cerises, prunes, figues, il est absolument indispensable de les mettre dans une passoire, et de verser de l'eau fraîche au-dessus, puis de les étendre sur un linge sec.

Un lavage à l'eau fraîche n'enlève rien au fruit, ni son parfum, ni sa saveur, et prévient l'absorption de poussière, sable, et plus d'une chose malpropre, que l'air ou le contact de diverses mains inconnues peuvent y avoir déposé.

Différentes cuites du sucre. — *Au lissé ou à la nappe.* — Faire bouillir le sucre jusqu'au moment où, passant l'index sur l'écumoire, puis, l'appliquant sur le pouce, en écartant les deux doigts l'un de l'autre, il se forme un fil.

On dit qu'une confiture est en *nappe* lorsqu'en laissant tomber une cuillerée de cette confiture il se forme une colonne épaisse.

Au perlé. — Le sucre s'étant épaissi par l'ébullition, si le *lissé* prend de la consistance, il est au *perlé*.

Au soufflé. — Après quelques bouillons, pour concentrer davantage, tremper l'écumoire dans le sucre, la retirer, la secouer, puis, si, en soufflant à travers les trous de l'écumoire, il en sort des bulles ou cloches, la cuite est au *soufflé*.

A la plume et au boulé. — On reconnaît cette cuite lorsqu'en trempant un doigt dans de l'eau fraîche, puis dans le sucre, puis le remettant dans de l'eau, il reste assez de sucre après le doigt pour former une *boulette*.

Au cassé. — Après avoir continué l'ébullition, porter un doigt mouillé (à l'eau fraîche) dans le sucre, le replonger dans l'eau, froisser le sucre entre ses doigts afin d'en faire une boulette ; si cette boulette *casse* sous la dent, sans s'y attacher, il est au *cassé*.

Au caramel. — La cuite du caramel se reconnaît quand le sirop, après avoir été au *cassé*, prend une couleur brunâtre.

Ustensiles pour les confitures, compotes, gelées. Le meilleur récipient pour faire les confitures est une bassine, ou un chaudron en cuivre non étamé. Mais quand il s'agit d'une fort petite quantité, une casserole de cuivre non étamée peut suffire.

Les casseroles émaillées peuvent à la rigueur remplacer ; mais, étant fort minces, il faut un feu très doux pour empêcher que la confiture ne brûle ; enfin, si l'on voulait employer pour une compote une casserole en terre, il faut en prendre où l'on n'ait encore cuit rien de gras.

Fermeture et bouchage des pots. — Il ne faut jamais boucher un pot de confiture avant douze heures, afin qu'il soit absolument refroidi. Il faut couvrir la confiture d'un rond de papier blanc trempé dans de l'eau-de-vie, et fermer avec un autre papier assujetti avec une ficelle; l'endroit où on les gardera ne doit être ni humide ni chaud, l'un est aussi nuisible que l'autre.

ABRICOTS

Compote d'abricots. — Prendre six abricots bien mûrs, les ouvrir par la moitié, enlever les noyaux; peser les abricots, et ajouter le tiers du poids en sucre, mettre le tout dans une casserole avec un tout petit peu d'eau, ou plutôt simplement en mouillant chaque morceau de sucre dans de l'eau; faire bouillir à feu lent un quart d'heure ; verser et laisser refroidir.

Compote d'abricots entiers. — Prendre six abricots entiers, pas trop mûrs, les plonger dans de l'eau bouillante, et dès qu'ils sont attendris les égoutter, et les mettre dans un compotier. Verser la moitié d'un verre de l'eau où les abricots ont cuit, dans une casserole, avec soixante-quinze grammes de sucre, faire bouillir le sirop jusqu'à ce qu'il épaississe, le verser sur les abricots.

(Cette compote est plus lourde à l'estomac que la précédente.)

Confiture d'abricots. — Prendre, pour une livre d'abricots, une demi-livre de sucre. Couper les abricots en morceaux et les ranger dans une terrine en saupoudrant chaque couche avec du sucre concassé.

Laisser macérer une nuit dans un endroit frais. Verser dans une bassine, mettre sur le feu en remuant afin de bien briser les abricots ; cuire à feu doux jusqu'à ce que le jus soit absorbé et que la confiture tombe en *nappe*. Retirer, remplir les pots, et couvrir ceux-ci le lendemain.

Conserve d'abricots entiers. — Prendre douze beaux abricots intacts, les essuyer, les faire bouillir dix minutes dans un litre d'eau ; quand la peau commence à se fendre, les retirer, les égoutter et les mettre dans des bocaux tièdes d'avance.

Mettre dans l'eau où ont bouilli les abricots une tasse à bouillon de sucre concassé, placer sur le feu, et quand le sirop est au *filé*, ajouter une cuillerée d'infusion d'eau de cerises, verser dans les bocaux et fermer *de suite* avec deux parchemins attachés séparément l'un sur l'autre, ou un bouchon de liège cacheté.

Compote d'abricots à l'orange. — Prendre six abricots, les fendre, enlever les noyaux, et mettre à cuire un quart d'heure avec sucre à volonté, écumer, ôter du feu et ajouter le suc d'une orange ; servir froid.

Compote d'abricots grillés. — Prendre six beaux abricots, les fendre et enlever le noyau, les saupoudrer de sucre et les faire griller sur une braise de charbon de bois ; quand ils sont grillés à point les étendre dans un compotier creux et les arroser d'un peu de sirop mélangé à du sirop de framboises.

Abricots méringués. — Prendre un plat creux allant au feu ; y étendre au fond une couche de confiture d'abricots ; puis recouvrir le tout de blancs d'œufs battus et sucrés, mettre au four de campagne pendant un quart d'heure.

AMANDES

(Voir deuxième partie à *Tisanes émulsives, Loochs, Lait d'amandes*, etc., etc., page 225.)

ANANAS

Ananas rapé. — Prendre un ananas, le peler et le râper, puis mettre à cuire quantité égale d'ananas et de sucre, avec un verre d'eau, sur un feu très lent ; faire bouillir, —en rajoutant des petites tasses d'eau s'il le faut,— jusqu'à ce qu'on puisse voir le fond de la casserole quand on écarte la confiture d'un coup sec à l'aide d'une cuiller. Battre quatre jaunes d'œufs, ôter la confiture du feu et y verser lentement en délayant vite les jaunes d'œufs, remettre sur feu doux en remuant sans cesse, et donner quelques bouillons jusqu'à ce que la confiture saute en formant comme de grosses ampoules ; verser dans un compotier, saupoudrer de cannelle et servir froid.

Ananas en tranches. — Prendre un ananas bien mûr, le peler et le couper en rondelles d'un centimètre de grosseur.

Mettre parties égales de sucre et du fruit et un demi-litre d'eau, faire bouillir à feu très lent, rajouter de l'eau si cela est nécessaire ; le fruit est cuit quand les tranches tombent au fond de la bassine.

Nota. — Les confitures d'ananas sont sujettes à s'attacher et se brûler facilement ; il faut un feu doux et égal, ainsi qu'une vigilance constante.

Sirop d'ananas. — (Voir deuxième partie, *Tisanes acidulées, Eaux préparées*, page 217.)

Ananas conservés. — Les ananas qui viennent d'Amérique conservés en boîtes de fer blanc offrent peu de ressources pour les malades ; tels quels, ils sont encore trop acides, et, d'autre part, la préparation qu'ils ont déjà subie ne permet plus d'en faire de vraies confitures.

BANANES

Bananes frites. — Prendre des bananes mûres, mais point blettes. (*Voir* à *Fruits sucrés, Bananes*, page 177), leur arracher la peau dans toute leur longueur et les fendre par le milieu. Mettre dans un plat de porcelaine allant au feu, un peu do beurre fin, y placer les bananes, et poser sur feu doux pendant dix minutes.

(Entremets facile, sain et très délicat.)

CERISES

Confitures de cerises. — Oter les queues et les noyaux, peser et ajouter la moitié du poids des cerises ainsi préparées, en sucre, verser le tout dans une bassine et mettre au feu. Faire cuire à feu doux en remuant lentement pour ne pas briser les cerises (un quart d'heure par livre de cerises) et verser dans une terrine jusqu'au lendemain. Recommencer la cuisson deux jours de suite pendant un quart d'heure.

Mettre en pots, et couvrir le lendemain.

Conserves de cerises noires (dites : *Bigarreau*). — Prendre des belles cerises noires bien entières, les exposer pendant deux jours à un soleil vif ; le troisième jour, enlever les noyaux et les exposer de nouveau deux jours au soleil.

Faire des sirops de sucre, légers, mais bien bouillis, y tremper les cerises quinze jours, et, pendant cette quinzaine, donner un bouillon de cinq minutes chaque jour ; le dernier jour ajouter pincée d'anis et de cannelle. Laisser refroidir, et garder bien bouché.

Nota. — Il est préférable, crainte d'imprudence, de faire cette conserve dans une casserole émaillée ou en terre, afin de ne pas perdre de jus en transvasant chaque jour. Cette confiture, peu usitée, est excellente, et beaucoup moins acide que celle faite avec des cerises rouges, dites « *Anglaises* ».

Compote de cerises. — Enlever les queues et mettre avec sucre à volonté dans une petite casserole ; un quart d'heure suffit par livre de cerises.

La compote de cerises est d'autant meilleure que l'on n'y met pas d'eau ; il suffit de mouiller préalablement le sucre.

CITRON

Grillades de citron. — Faire un sirop à la plume, découper le zeste d'un citron en petites bandes minces et courtes, jeter ces bandes dans le sirop, remuer avec une spatule de bois, et laisser se consumer à feu vif, de façon à griller les zestes ; ôter du feu, et quand ils sont tièdes poudrer avec du sucre en poudre, et mettre au four cinq minutes.

Ce petit entremets sert souvent de bonbons et sa saveur acide plaît beaucoup aux malades.

Sirop de citrons, limonade, etc., etc. — (*Voir* deuxième partie, *Tisanes acidulées,* page 217.)

COCO (NOIX DE COCO)
(RECETTE CRÉOLE)

Tablettes de coco. — Prendre une noix de coco qui contienne encore de l'eau ; la fendre (se servir d'un marteau), puis, à l'aide d'un couteau, détacher la chair blanche, lui enlever la partie noire qui sert de petite écorce, et râper la partie blanche.

Mettre sur le feu quantité égale de sucre et de coco, faire bouillir à feu très lent, en tournant souvent jusqu'à cuisson complète (pour une noix de coco de moyenne grandeur il faut deux heures). La cuisson est à point quand, en écartant la pâte avec une spatule, on distingue le fond de la bassine. Ajouter quatre jaunes d'œufs battus, délayer sans laisser bouillir. Quand la pâte est ferme, la verser sur une planche préalablement huilée, et, le lendemain, découper en losanges.

COINGS

Coings au beurre. — Prendre de beaux coings mûrs, les fendiller et les faire cuire au four ; puis les couper en petites tranches minces et les mettre dans une casserole de faïence avec beurre frais, pincée de cannelle, et les sauter vivement sans les laisser bouillir et servir avec des croûtons frits.

Gelée de coings. — Prendre des coings bien jaunes et bien mûrs, les peler, ôter les pépins, et les jeter dans de l'eau froide au fur et à mesure ; puis les égoutter, les mettre dans une bassine, les couvrir d'eau sans les noyer ; quand ils sont parfaitement cuits et attendris, les égoutter sur un tamis fins, peser le jus, et ajouter le même poids de sucre, remettre le tout dans une bassine, faire bouillir à feu vif, écumer et laisser réduire d'un tiers. La gelée est à point lorsqu'on peut en verser quelques gouttes sur une assiette et que la gelée ne s'étend point. Mettre en pots, et laisser refroidir.

Gelée de coings, dite : cotignac. — Même recette que la précédente, excepté qu'il faut une casserole bien étamée ; qu'après avoir passé au tamis on repasse à la serviette, et que pour une livre de suc on met une livre et demie de sucre.

Compote de coings. — Cette compote est trop acide pour des malades.

Coings en quartiers. — Prendre de beaux coings, et les couper en quatre sans les éplucher, enlever les cœurs, mettre les coings dans une bassine avec égale quantité de sucre, et les baigner d'eau jusqu'à les couvrir entièrement ; faire bouillir à feu doux jusqu'à ce que le jus soit réduit de deux tiers.

FRAISES

Compote de fraises. — Prendre une livre de fraises anglaises, bien rouges, les laver et leur ôter les queues.

Mettre dans un poêlon un quart de sucre, un demi-verre d'eau, faire cuire au *boulé*, puis y jeter les fraises pendant cinq minutes.

Gelée aux fraises. — Prendre des fraises rouges bien mûres, les laver, ôter les queues, et les passer au tamis. Pour une livre de purée prendre une livre de sucre, mettre dans une bassine, le sucre dessous dans un verre d'eau, le cuire au *boulé*, ajoutez alors la purée, et faire réduire à feu lent jusqu'à la *nappe*. Verser dans des pots.

Sirop de fraises. — (Voir deuxième partie, *Tisanes acidulées*, page 217.)

GROSEILLES

Gelée de groseilles. — Prendre deux kilos de groseilles, et les mettre dans une bassine avec un demi-litre d'eau ; cuire à feu doux jusqu'à ce que les fruits soient crevés ; les égoutter sur un tamis de crin, peser le jus, ajouter le même poids en sucre, remettre dans la bassine, et faire bouillir à feu vif en écumant constamment.

La cuisson d'une gelée est à point quand on peut en verser une petite cuillerée dans une assiette sans qu'elle s'étende.

FIGUES

Conserve de figues. — Prendre de belles figues vertes, pas trop mûres, intactes ; les mettre dans une bassine avec de l'eau fraîche, et quand l'eau est chaude, ajouter une poignée d'épinards. Faire blanchir les figues, et quand la tête d'une épingle les traverse facilement, les ôter du feu, les tremper dans de l'eau fraîche et mettre à égoutter.

Préparer un sirop de sucre au petit *lissé*, y jeter les figues pendant trois minutes d'ébullition ; recommencer l'opération pendant quatre jours, en augmentant chaque fois cinq minutes; le dernier jour faire bouillir jusqu'au grand *perlé*.

(Excellente confiture, très savoureuse, et qu'il est toujours préférable de faire dans une casserole émaillée afin de ne pas perdre de sirop et éviter les accidents.)

FRAMBOISES

Gelée de framboises. — Prendre trois livres de framboises et une livre de groseilles rouges, mettre à cuire dans une bassine avec un demi-litre d'eau ; quand les fruits ont crevé jusqu'à rendre leur jus, égoutter sur un tamis fin, peser le jus et y ajouter quantité égale de sucre cassé, faire bouillir sur feu vif, et écumer constamment.

La gelée est à point, lorsqu'on en verse quelques gouttes sur une assiette, et qu'elles ne s'écartent point.

Marmelade de framboises. — Prendre deux kilos de framboises, les laver et les éplucher, ajouter trois livres de sucre, mettre dans une bassine, et écraser avec une cuiller, faire cuire à feu lent en tournant sans cesse.

ORANGES

Compote d'oranges. — Prendre deux oranges bien mûres, enlever les écorces, et détacher les quartiers. Préparer un sirop de sucre léger; quand il est bouillant y jeter les quartiers d'oranges, retirer le poëlon du feu, laisser couvert vingt minutes.

Confitures d'oranges. — Prendre six belles oranges, les peler, les diviser en quartiers, et enlever la pellicule de chaque quartier, séparer le jaune du blanc de chaque quartier à l'aide d'un canif, et couper le jaune en petites bandes minces. Tremper cette pelure jaune deux heures dans l'eau bouillante, jeter cette eau et remettre dans de l'eau froide, puis faire bouillir jusqu'à ce que les pelures soient tendres.

Peser les quartiers.

Peser les pelures avec l'eau.

Additionner ces deux poids.

Mettre moitié du poids total (de ces deux poids) en sucre. Faire cuire le tout ensemble jusqu'à ce que le sirop soit au petit *lissé*.

Confiture d'écorces d'oranges. —Fendre la peau des oranges en quatre parties et les enlever avec soin, les laisser dix jours dans de l'eau froide en changeant l'eau chaque jour. Les sortir, les égoutter, et les sécher avec un linge. Les mettre dans une bassine avec la moitié de leur poids en sucre, et un verre d'eau par livre d'écorces, faire cuire jusqu'au *boulé*, verser dans une terrine avec leur sirop, ajouter pincée de cannelle et pincée de muscade en poudre, laisser mijoter quatre jours, faire bouillir un quart d'heure, et mettre en pots.

Pâte d'écorces d'oranges. — Laisser sécher des écorces d'oranges, puis les cuire à l'eau jusqu'à ce qu'elles soient très tendres. Les passer par une passoire fine, et remettre sur le feu avec moitié du poids en sucre, et point d'eau ; faire bouillir en tournant lentement, jusqu'à ce que la pâte soit épaisse, ajouter pincée de cannelle et la verser sur une tablette. Laisser refroidir, et le lendemain couper en losanges.

Salade d'oranges. — Éplucher des oranges bien mûres, les couper en tranches minces, ôter les pépins, les placer dans un compotier et saupoudrer chaque couche de sucre en poudre, ajouter une cuillerée d'eau et une cuillerée de rhum, ou de kirsch.

Nota. — Cette salade est plutôt un fruit cru qu'un fruit préparé ; en tous cas, pour un malade, il faut enlever l'écorce, ce que l'on ne fait pas toujours pour les personnes bien portantes.

PÊCHES

Compote de pêches dures. — Prendre des pêches dures, bien jaunes, qui ne peuvent se diviser et dont le noyau ne se détache pas (dites *Pêches du Midi*). Les peler et les mettre à cuire avec la moitié de leur poids en sucre, plus un verre d'eau par livre de fruit.

Compote de pêches molles. — Prendre des pêches d'espalier, les diviser, ôter le noyau et les plonger une à une dans de l'eau bouillante afin d'enlever la peau. Faire un sirop léger au petit *lissé ;* quand il est bouillant, y verser les pêches, les ôter du feu, mettre dans un compotier et servir froid.

Nota. — Cette dernière compote est moins facile à digérer que la précédente.

Compote de pêches au vin rouge. — Mettre dans un poëlon cent vingt-cinq grammes de sucre, un décilitre d'eau, un verre de vin rouge et une tranche de citron, faire bouillir deux minutes, et laisser refroidir dans une terrine. Prendre six belles pêches d'espalier, bien mûres, enlever les noyaux, les coucher au fond d'un compotier, et verser dessus le sirop en retirant le citron.

Nota. — Même remarque que pour la précédente recette ; cette compote est froide à l'estomac.

Marmelade de pêches. — Éplucher des pêches, les couper en petits morceaux, les mettre dans une casserole et les faire fondre en les remuant souvent, puis les passer au tamis.

Peser la purée ; mettre la moitié de son poids de sucre dans une bassine et la cuire *au boulé*, y verser la purée, un morceau de vanille, et cuire doucement en remuant souvent jusqu'à la *nappe*.

POIRES

Compote de poires. — Prendre des poires de moyenne grosseur, un peu fermes, les peler, les couper en deux, ou en quatre quartiers, suivant leur grosseur, supprimer les cœurs, mettre à cuire avec la moitié, — ou le quart si l'on n'aime pas trop sucré, — de leur poids de sucre mouillé dans de l'eau, faire bouillir lentement jusqu'à ce qu'elles soient tendres.

On peut, à volonté, mettre avec les poires des zestes de citrons, un petit morceau de cannelle, un bâton de vanille, etc.

Si les poires sont petites on les cuit entières après les avoir pelées.

Compote de poires à l'eau de cerises. — Prendre une poignée de queues de cerises, les laver, puis les mettre à bouillir dix minutes dans un verre d'eau, passer, puis jeter dans cette eau de cerises des quartiers de poires épluchées, sucrer à volonté, faire bouillir un quart d'heure, verser dans un compotier, et ajouter au moment de servir une cuillerée à café de kirsch.

Confiture de poires. — Prendre de belles poires, mûres mais fermes, les peler, enlever les cœurs et les couper en quartiers ; les peser.

Mettre dans une bassine les deux tiers du poids en sucre, et un verre d'eau par kilo ; cuire et écumer ce sirop ; après le premier bouillon, y jeter les poires avec une gousse de vanille, cuire doucement pendant trois quarts d'heure.

Marmelade de poires. — Prendre de belles poires mûres, mais fermes, les peler, les couper en quartiers, les mettre dans une casserole avec très peu d'eau et une poignée de sucre ; quand elles ont bouilli et réduit leur humidité, les passer au tamis, et peser la purée ; pour un kilog. de purée ajouter trois quarts de sucre cassé, vanille (ou zeste de citron), remettre sur feu vif, et faire réduire en tournant vite et souvent jusqu'à la *nappe*.

POMMES

Compote de pommes. — Prendre des pommes fermes, les peler, enlever les cœurs, plonger les pommes dans de l'eau bouillante où l'on aura exprimé du jus de citron ; au premier bouillon, mettre sur le côté du feu et cuire tout doucement. Les égoutter, les placer dans un compotier et verser dessus du sirop bouillant.

Autre recette pour la compote de pommes. — Prendre de belles pommes mûres, les laver, les essuyer, et les placer en rond au fond d'une casserole, mettre deux ou trois morceaux de sucre par pomme, les couvrir d'eau, faire bouillir très lentement jusqu'à ce que les deux tiers du sirop soient consommés ; ne pas laisser attacher.

Compote de pommes sèches. — Faire tremper les pommes sèches dans de l'eau froide pendant quatre heures ; les égoutter, les remettre dans de l'eau froide avec sucre et un brin de cannelle, faire bouillir tout doucement jusqu'à ce qu'elles soient molles, ajouter un peu de zeste de citron râpé, et, au moment de servir, quelques cuillerées de vin rouge ou blanc.

Gelée de pommes. — Prendre des pommes mûres, mais encore un peu vertes, les couper en petits morceaux, les mettre dans une casserole avec très peu d'eau, les couvrir et les cuire jusqu'à ce qu'elles soient fondues; — les passer au tamis d'abord, à la serviette ensuite, laisser reposer trois heures et décanter; peser le suc, et pour chaque demi-litre de suc mettre une livre de sucre, un morceau de vanille, remettre sur feu, et cuire à la *nappe*.

Marmelade de pommes. — Choisir des pommes reinettes ou calvilles, les peler et les couper en morceaux, enlever les *cœurs*; mettre les pommes dans une casserole avec très peu d'eau et poignée de sucre, couvrir et faire cuire à petit feu jusqu'à ce qu'elles soient réduites en purée, passer au tamis, peser la purée et y ajouter trois quarts de son poids en sucre, remettre à la casserole avec zeste de citron, tourner sans quitter et faire réduire.

Pommes au four. — Prendre de belles reinettes, les vider par le haut à l'aide d'un petit couteau mince, emplir le centre de sucre en poudre, pincée de cannelle, arroser le tout de beurre fondu et cuire au four; ou sinon avec feu dessus et dessous. Servir dans le plat même.

Pommes au four au naturel. — Prendre des pommes et faire une petite incision circulaire, les cuire au four, ou avec feu dessus et dessous.

Pommes méringuées. — Préparer une marmelade de pommes, en garnir le fond d'un plat allant au feu, mettre une légère couche de confiture d'abricots. Battre trois blancs d'œufs en neige, avec deux cuillerées de sucre en poudre, couvrir le plat avec la neige d'œufs, et faire prendre couleur à un feu doux.

Conservation des pommes. — On peut conserver parfaitement des pommes tout l'hiver, en les mêlant, dans une cave, à un tas de pommes de terre.

PRUNES

Compote de Reines-Claude. — Piquer les prunes avec une fourchette, les plonger à l'eau bouillante et faire bouillir cinq minutes, égoutter et placer dans un compotier ; mettre du sucre dans l'eau où les prunes ont bouilli, laisser épaissir et verser sur les prunes.

Compote de prunes rouges. — (Même recette.)

Compote de prunes noires. — (Même recette.)

Nota. — Ces compotes de prunes sont indigestes et provoquent souvent des douleurs d'estomac ; à moins de cas particuliers, le mieux est de s'en abstenir.

Compote de pruneaux secs. — Laver les pruneaux à l'eau tiède, les mettre dans une casserole avec quantité d'eau suffisante, sucre, zeste de citron, et cuire à feu doux ; au moment de servir, passer et ajouter à volonté un peu de vin rouge, ou une pincée de cannelle.

Compote de Mirabelles. — Même recette que pour la compote de Reines-Claude.

Marmelade de Reines-Claude. — Ouvrir les fruits, enlever les noyaux, peser les fruits et les mettre dans une terrine avec trois quarts de leur poids en sucre, faire macérer quatre heures, puis mettre dans une bassine, et cuire lentement en tournant afin de briser les fruits, faire réduire jusqu'à la *nappe*.

Marmelade de Mirabelles. — (Même recette.)

Marmelade de prunes noires. — Choisir des prunes noires mûres, les peler, enlever le noyau, peser les fruits, et les mêler avec le quart de leur poids en sucre ; finir comme la marmelade de reines-Claude.

MELON

Compote de melon. — Choisir un cantaloup ferme, le couper en tranches, retirer l'écorce, et couper en trois morceaux chaque tranche ; les plonger dans de l'eau bouillante ; au premier bouillon, mettre sur le côté du feu, couvrir et laisser les morceaux infuser jusqu'à ce qu'ils soient tendres, les égoutter, placer dans un compotier et couvrir de sirop *au lissé*. Servir froid.

Confiture de melon. — Choisir un melon un peu vert, enlever l'écorce et la partie dure qui y est adhérente ; le couper en tranches et faire macérer ces tranches pendant trois jours dans une eau légèrement salée, puis les tremper à l'eau froide pendant cinq jours, en changeant l'eau chaque jour.

Blanchir les tranches, les égoutter, les passer à l'eau froide, les égoutter et les placer entre des serviettes pendant dix minutes, afin de bien enlever toute l'humidité.

Les mettre dans une casserole émaillée et les couvrir de sirop de sucre au *filé*, froidi ; laisser macérer neuf jours ; au dixième faire bouillir à feu lent jusqu'à réduction d'un tiers et que le sirop soit au *perlé*. Verser dans de grands pots.

MYRTILLES

Compote de myrtilles. — Trier et laver un litre de myrtilles, les égoutter et les placer dans un poëlon avec deux cents grammes de sucre cassé, les tenir de la sorte en les sautant souvent pendant une heure jusqu'à ce que le sucre soit dissous ; mettre sur le feu vif pendant cinq minutes jusqu'à la *nappe*.

Cette compote, ainsi que celles *d'airelles rouges*, est très acide.

NÈFLES

Nèfles au beurre. — Prendre des nèfles intactes, leur enlever la couronne et les ailes, faire fondre du beurre, et quand il est blanc y jeter les nèfles avec un peu de sucre en poudre et faire bouillir, mouiller avec vin de Malaga, laisser réduire et servir tiède.

RAISINS

Raisin muscat au naturel. — Prendre des grains de gros raisin muscat, enlever la peau de chaque raisin et les jeter trois minutes dans du sirop bouillant au petit *lissé*.

Colorer la compote avec une cuillerée de suc d'épinards afin de rendre aux raisins leur belle couleur verte.

Raisiné. — Prendre des raisins mûrs, les écraser, les égrener, les mettre dans un chaudron, les faire cuire pendant dix minutes en les tournant ; les passer au tamis, remettre sur feu doux et tourner à nouveau. Laisser diminuer de deux tiers, et ne plus cesser de tourner jusqu'à la *nappe*. Verser dans les pots et laisser refroidir vingt-quatre heures avant de fermer.

Raisiné à la mode de Bourgogne. — Prendre du vin doux, ou *moût*, c'est-à-dire le jus du raisin fraîchement exprimé, le mettre à bouillir dans un chaudron, jusqu'à réduction d'un tiers, écumer et remuer souvent, filtrer à travers une serviette, ajouter un peu de sucre.

Cuire à part dans de l'eau des quartiers de pommes, de poires, coings, zestes de citrons ; quand ils sont à moitié cuits, les égoutter et les jeter dans le vin doux, faire bouillir à feu lent jusqu'à la *nappe*, retirer du feu et tenir un quart d'heure au chaud.

Pour cinq litres de jus de raisins, il faut cinq livres de fruits et deux livres de sucre.

CONSERVATION DU RAISIN

A l'eau. — Couper la grappe de raisin avec un long bout de sarment, tremper celui-ci dans un flacon plein d'eau au fond duquel il y a un doigt de poudre de charbon de bois ; — garder ces flacons dans une chambre sèche et peu éclairée ; le mieux est d'accrocher chaque flacon à un clou afin que la grappe pende, isolée.

Au son. — Prendre un baril bien sec (ou une grande caisse de bois), y déposer une couche de son *bien sec* de cinq centimètres d'épaisseur, y placer les grappes, auxquelles on aura enlevé les grains abîmés, recouvrir les grappes d'une autre couche de son, continuer de la sorte jusqu'en haut du baril, recouvrir le bout d'une dernière couche de son ; fermer le baril avec son couvercle, le placer dans un endroit sec et sombre.

Au papier. — Attacher un bout de ficelle à chaque grappe bien saisie, plonger la grappe dans un sac de fort papier, serrer le sac par le haut, à l'aide d'une ficelle ; accrocher chaque sac par la ficelle de la grappe à une planche ; il faut que la grappe ne soit pas pressée entre le sac, et que chaque sac reste isolé.

Nota. — Quand on choisit des raisins pour les conserver, préférer toujours des grappes dont les grains ne soient pas serrés, mais le plus espacés possible ; les grains serrés pourrissent facilement.

DEUXIÈME PARTIE

BOISSONS

I

VINS ET LIQUEURS, BIÈRE, CIDRE

Quantité de boissons. — Température des boissons. — Boissons alimentaires. — La bière. — Le cidre. — L'eau. — Le vin. — Vins rouges. — Vins blancs secs, doux et mousseux. — Façon de glacer le champagne. — Vins alcooliques secs, sucrés. — Alcools secs. — Alcools sucrés. — Liqueurs. — Vins médicamenteux. — Filtrage des vins. — Usage des vins médicamenteux. — Vin à l'aloès. — Vin apéritif. — Vin au cassis. — Vin de colchique. — Vin de colombo. — Vin cordial. — Vin dépuratif. — Vin diurétique. — Vin diurétique de l'Hôtel-Dieu. — Vin d'eucalyptus. — Vin de gentiane — Vin de quassia. — Vin de quinquina. — Anisette verte. — Liqueur anisée. — Bitter doux. — Liqueurs à la cannelle. — Liqueur de coings. — Liqueur stomachique, à la fleur d'oranger, à la menthe. — Liqueur Raspail.

La boisson constitue une partie très importante dans l'alimentation des malades, puisque c'est à peu près la seule façon de les nourrir pendant la période de gravité d'une maladie aiguë, et qu'en outre plusieurs médicaments ne sont donnés que sous la forme de boissons.

Quantité des boissons. — Si la boisson est aussi indispensable qu'utile, il ne faut pas oublier que l'excès de boisson, quelle qu'en soit la nature, fatigue l'estomac, et provoque l'obésité ainsi que l'anémie.

La quantité de boisson permise à un malade ou à un convalescent doit être réglée par le médecin, car s'il est des cas, par exemple tels la fièvre, la rougeole, etc., où une grande quantité de boisson est permise et souvent salutaire, il en est d'autres, par exemple : la gastralgie, l'hydropisie, où il faut combattre et tromper la soif.

Dernier détail à retenir : quand le médecin permet ou ordonne une quantité de boisson importante, il est préférable que le malade boive souvent et peu, par petites gorgées, plutôt que d'avaler d'un seul coup un grand verre, ce qui peut, — à moins d'une habitude spéciale, — provoquer des nausées et du dégoût.

Température des boissons. — La température des boissons d'un malade n'est pas indifférente ; boire chaud ou boire froid produit des effets contraires, très nuisibles ou très utiles ; mais il est à peu près impossible de donner aucune indication précise à ce sujet, qui varie non seulement, suivant les maladies, les malades, leurs âges, leurs tempéraments, mais encore suivant le système de chaque médecin, puisque, par exemple, le choléra se traite et se guérit également par les boissons brûlantes, ou par les boissons glacées ; c'est tout au plus si on peut indiquer que dans la médecine moderne, sauf les cas où le médecin ordonne une boisson continuelle chaude, on emploie le plus souvent les boissons à la température ordinaire froide ; dans ce cas, il faut que la boisson ne vienne pas du dehors, c'est-à-dire qu'elle ne soit pas trop fraîche, mais qu'ayant déjà séjourné dans la chambre du malade elle soit à une température modérée.

En résumé, dans la boisson des malades et des convalescents, il faut soigneusement se guider sur les ordres du médecin, tout en tenant compte des habitudes du malade, et ne pas agir à la légère, par routine ou par ignorance.

BOISSONS ALIMENTAIRES

On appelle boissons alimentaires celles qui ne servent qu'à apaiser la soif pendant les repas, et qui complètent l'alimentation.

Les boissons alimentaires les plus usitées sont :

1° La bière ;

2° Le cidre ;

3° L'eau ;

4° Le vin et les liqueurs.

LA BIÈRE

La bière est une excellente boisson pour le repas des malades et des convalescents ; elle est tonique, nourrissante, apéritive, et facile à être digérée même par les estomacs les plus délicats et les plus difficiles.

En général, il ne faut pas donner aux malades et aux convalescents des bières noires, à moins d'indications spéciales du médecin, car les bières noires sont très fortes et par conséquent contiennent trop d'alcool ; il faut surtout s'arrêter de préférence, soit aux bonnes bières françaises, anglaises (Pale Ale) et allemandes, d'un jaune clair, transparentes et mousseuses ; quant à ce que l'on appelle « petite bière »,elle a peu de valeur, et surtout c'est un produit qui, ne sortant point des grandes brasseries, est souvent falsifié, malsain, ou tout au moins inutile ; en ce cas il est préférable de faire soi-même la petite bière. (*Voir* à *Petite bière*, page 210.)

Quand il s'agit d'un malade dont la bière est la boisson habituelle, comme cela arrive en Belgique, en Angleterre, etc., on donne souvent la bière en guise de tisane ; pourtant, à cause des propriétés excitantes de cette boisson, il est préférable, dans une maladie aiguë, de prendre d'abord l'assentiment du médecin.

LE CIDRE

Le cidre est, pour les malades et les convalescents qui n'en ont point une véritable habitude, une médiocre boisson, à cause de son acidité ; du reste, le cidre, étant difficile à conserver et à transporter, ne peut être qu'une boisson locale.

Il existe deux sortes de cidres : le cidre fait de pommes, et le cidre fait de poires ; ce dernier, appelé *poiré* ou cidre doux, est moins acide, et se rapproche, comme goût et comme valeur, du champagne de qualité inférieure, qu'il peut à l'oc-

casion remplacer, non dans ses véritables propriétés gazeuses, mais au moins comme apparence
à la vue et au palais.

L'EAU

L'eau pure est, par excellence, la véritable boisson, puisqu'elle convient à toutes les constitutions.

C'est une erreur de s'imaginer que l'eau est affaiblissante; non seulement elle est nourrissante, mais elle conserve la vigueur des nerfs et l'équilibre des forces (1).

L'eau est non seulement une excellente boisson pour les bilieux et les nerveux, mais elle est presque un médicament pour les personnes qui souffrent de la sensation de *brûlure* à l'estomac, de manque d'appétit, de constipation, d'échauffement du sang, de gravelle, de maladies de la peau, etc., etc.

Il ne faut boire qu'une eau absolument pure ; ce n'est pas une précaution, mais une nécessité, surtout dans les grandes villes, de filtrer l'eau à travers un filtre perfectionné; s'il s'agit d'une eau douteuse, il faut la bouillir d'abord, et ensuite, quand elle est refroidie, soit la filtrer, soit la fouetter avec une fourchette par exemple, afin de lui donner de l'air, car l'eau bouillie, non aérée, est lourde à digérer.

(1) On attribue souvent un méchant caractère aux buveurs d'eau, mais sans aller jusque-là, il est certain que l'eau pure maintient la vigueur de l'esprit.

LE VIN

Le vin, pris avec grande modération, est une bonne boisson alimentaire, à laquelle il faut reconnaître des propriétés cordiales et toniques ; il relève le système physique, active la circulation et fermente la chaleur ; en revanche, il ne faut pas accorder au vin toutes les qualités digestives reconstituantes et réparatrices qu'on lui attribue : très souvent, même à petite dose, il irrite, il excite, il énerve.

Vins rouges. — Les meilleurs vins rouges sont le Bordeaux, le Médoc et le Bourgogne ; purs et suffisamment âgés, ils peuvent être donnés sans inconvénients, soit seuls, soit coupés d'eau, à la plupart des malades autorisés à prendre du vin.

Vins blancs secs. — Les vins blancs secs qui conviennent le mieux aux malades autorisés par leur médecin à ce genre de boisson sont les Sauterne, Grave, les vins du Rhin et de la Moselle ; mais en général les vins blancs sont plus excitants et influencent, surtout chez les femmes, le système nerveux et cérébral, d'autant plus que le vin blanc ne se coupe guère d'eau pure.

Vins blancs doux et mousseux. — Les vins blancs doux et mousseux produisent une action analogue, ou peu s'en faut, aux vins blancs secs ; pourtant, à cause du principe gazeux et par conséquent carbonique qu'ils renferment, ils sont indiqués et prescrits dans plusieurs maladies de l'estomac et du cerveau ; en ce cas, presque toujours le vin indiqué est le champagne frappé à la glace.

Façon de glacer le Champagne. — Pour frapper le champagne, c'est-à-dire pour le glacer, il faut briser la glace en petits morceaux de la grosseur d'une noix au plus, et, mettant la bouteille dans un seau, l'entourer de glace.

Si l'on ne possédait aucun récipient propre à remplacer les seaux à champagne, le mieux est de mettre la glace déjà brisée dans un morceau de laine (flanelle épaisse, molleton, couverture), et, y couchant la bouteille, l'entourer de glace ; on peut conserver jusqu'à vingt heures un gros morceaux de glace bien enveloppé de laine ; quand la bouteille est débouchée, il faut, si l'on veut conserver le reste du champagne, la boucher hermétiquement avec un autre bouchon en bon état, et renverser la bouteille le goulot en bas, de façon à ne pas laisser pénétrer d'air, cette manière est la seule à peu près bonne pour conserver quelques heures une bouteille de champagne entamée ; du reste, il faut, autant que possible, préférer les demi-bouteilles.

Vins alcooliques secs. — Les vins alcooliques secs sont des vins qui, renfermant une forte dose d'alcool, sont très chauds, et très stimulants ; par conséquent, ils ne sauraient entrer dans le régime des malades et des convalescents qu'à titre accidentel, quand il s'agit de relever rapidement un état de faiblesse ; pris à dose continue, ces vins peuvent produire des inflammations et des excitations.

Les vins alcooliques secs préférables sont :

1° Le madère,

2° Le marsala,

3° Le porto,

4° Le xérès.

Nota. — En général, la plupart des vins alcooliques secs, achetés hors de leurs pays de production, sont de malsaines ou d'inoffensives falsifications ; si l'on n'est point sur le lieu d'origine, le mieux est de s'en tenir en France à des vins rouges de bonne qualité.

Vins alcooliques sucrés. — Les vins alcooliques sucrés possèdent les mêmes qualités et les mêmes défauts, pour les malades et les convalescents, que les vins alcooliques secs, si ce n'est que leur partie sucrée diminue légèrement les uns et les autres.

Les vins alcooliques sucrés les plus usités sont :

1° L'alicante,

2° Le constance,

3° Le frontignan,

4° Le malaga,

5° Le malvoisie.

Alcools secs. — Les alcools secs sont en général, à cause de leur force, défendus aux convalescents et aux malades ; si on les leur donne purs, ce ne peut être que sur l'ordre précis du médecin ; en général, on les réserve pour des grogs chauds ou froids.

Les alcools secs les plus usités sont :

1° Le cognac.

2° Le gin (eau-de-vie de genièvre),

3° Le kirsch,

4° Le rhum.

Alcools sucrés ou liqueurs. — Les alcools sucrés ou liqueurs (qui comprennent les différentes catégories des *crèmes, noyaux, ratafias, élixirs*) sont, d'habitude, des macérations de plantes, de fleurs, de fruits ou de racines dans de l'eau-de-vie sucrée ; ils sont plus hygiéniques pour les malades et les convalescents que les alcools secs, d'abord parce que leur force alcoolique est moindre, ensuite parce qu'on leur additionne des matières salutaires à plus d'un titre ; pourtant, il ne faut jamais les donner pures à un malade ou à un convalescent, sans la permission du médecin.

Les liqueurs préférables sont :

1° L'anisette,

2° Le curaçao,

3° La crème de menthe,

4° La liqueur de la Grande Chartreuse.

5° L'élixir de garus,

6° L'alcool de mélisse des Carmes,

7° Le kummel.

VINS MÉDICAMENTEUX

Les vins médicamenteux tiennent une assez grande place dans l'hygiène des malades et des convalescents, à cause des substances qui les composent ; par malheur, il est très difficile de se procurer ces vins sans mélanges ni falsifications ; le mieux est, lorsqu'il s'agit de les prendre, non par plaisir, mais par ordonnance du médecin, de les faire soi-même, ce qui n'est pas difficile.

Filtrage des vins et des liqueurs médicamenteux. — On filtre les liqueurs au papier, en prenant une feuille de gros papier gris sans colle appelé papier à filtrer ; on ploie cette feuille, on la met dans un large entonnoir en verre, et cet entonnoir se place lui-même dans un bocal ; on verse la liqueur dans le papier plissé, et l'on refiltre deux fois.

Si l'on n'a point d'entonnoir, alors on étale deux couches de ce papier sur un tamis fin, et ce dernier se pose sur un vase en porcelaine.

Usages des vins et liqueurs médicamenteux. — Il ne faut jamais donner à un malade ou à un convalescent du vin ou de la liqueur médicamenteux sans l'autorisation du médecin, sous peine de provoquer des inflammations ou des aggravations ; il ne faut pas non plus, quand le médecin en prescrit, augmenter ou doubler la dose sous prétexte de hâter la guérison, c'est un système absurde : tel médicament pris à petite dose est excellent là où le même médicament pris à une dose extrême est dangereux.

En général, la dose est, pour les grandes personnes, d'un verre à liqueur, avant ou après les repas ; pour les enfants et pour les personnes délicates, d'une cuillerée à bouche, et pour les forts jeunes enfants, d'une cuillerée à café ; si l'usage produisait un peu d'irritation à l'estomac, il faut le couper d'eau à dose égale.

Vin à l'aloès. — Mettre dans une bouteille cinquante grammes d'aloès, dix grammes de racine de gingembre, cinq grammes de gros poivre et une demi-bouteille de vin de Malaga ; boucher et laisser infuser sept jours en secouant la bouteille un peu tous les jours ; filtrer, remettre dans une bouteille propre et boucher.

Vin apéritif. — Dans un litre de vin blanc six grammes de baies de genièvre, dix grammes de quinquina, dix grammes de quassia en copeaux, laisser macérer trois jours, filtrer et ajouter un litre de sirop à l'orange. (*Voir* à *Sirop à l'orange*, page 238.)

Vin au cassis. — Dans une bouteille à large goulot, mettre trois poignées de feuilles de cassis, une bouteille de vin blanc, boucher et laisser macérer deux jours ; filtrer et garder dans une bouteille propre.

Vin de colchique. — Dans un demi-litre de vin de Malaga, mettre trente grammes de bulbes de colchique ; laisser macérer huit jours, filtrer et remettre dans une bouteille propre.

Vin de colombo. — Mélanger soixante grammes d'alcool à neuf cent quarante grammes de vin de

Malaga (ou de Lunel), ajouter trente grammes de racine de colombo coupée en petits morceaux, laisser macérer dix jours, filtrer et remettre dans une bouteille propre.

Vin cordial. — Ecraser, puis piler cent grammes de noix de muscade, et les mettre à infuser dans un petit flacon avec un demi-décilitre d'esprit de vin, boucher et laisser macérer quarante-huit heures ; passer à travers un linge d'abord, filtrer au papier ensuite, et mêler le suc de l'infusion à un litre de vin de Bordeaux de bonne qualité ; agiter la bouteille, et, si possible, l'exposer au soleil pendant huit jours.

Vin dépuratif. — Mettre dans un bocal dix grammes de racine de raifort ratissée, cinquante grammes de cochléaria, cinquante grammes de feuilles de cresson, cinquante grammes de trèfle d'eau, cinquante grammes de graine de moutarde, trente grammes de sel ammoniacal, et deux litres de vin blanc très léger ; laisser macérer trois semaines, passer et enfermer en bouteilles.

Vin diurétique dit de La Charité. — Racine d'asclépias, quatre grammes ; racine d'angélique, quatre grammes ; squammes sèches de scille, quatre grammes ; écorce de quinquina, vingt grammes ; écorce de citron, vingt grammes ; écorce de winter, vingt grammes ; feuilles d'absinthe, sept grammes ; feuilles de mélisse, quatre grammes ; baies de genièvre, quatre grammes ; macis, quatre grammes ; alcool à soixante degrés, cinquante grammes; vin blanc, un litre. Faire macérer le tout ensemble dans un bocal pendant dix jours, filtrer deux fois et mettre en bouteille.

Vin diurétique dit de l'Hôtel-Dieu. — Dans un bocal verser deux cent cinquante grammes d'alcool (à quatre-vingt-dix degrés), un litre de vin blanc; ajouter soixante-quinze grammes de baies de genièvre, sept grammes de squammes de scille, quinze grammes de feuilles de digitale et cinquante grammes d'acétate de potasse. Laisser macérer deux jours et filtrer, puis mettre en bouteille.

Vin d'eucalyptus. — Dans un litre de vin de grenache, infuser trente grammes de feuilles d'eucalyptus, pendant six jours.

Nota. — Il faut laisser les feuilles dans la bouteille pendant que l'on prend le vin.

Vin de gentiane. — Dans un litre de vin rouge ou de vin de Malaga, faire macérer pendant six jours trente grammes de gentiane; filtrer et remettre en bouteille.

Vin de quassia. — Dans un litre de vin de Lunel, ou de Malaga, infuser, pendant dix jours, trente grammes de quassia, filtrer et remettre en bouteille.

Vin de quinquina. (*Voir* à *Apéritifs*, page 14.)

Anisette verte. — Mettre dans un bocal deux litres d'eau-de-vie et quatre-vingts grammes d'anis vert, le zeste de dix citrons et un morceau d'écorce de cannelle ; boucher et laisser macérer six semaines, filtrer deux fois, et ajouter une livre de sucre mouillé dans un décilitre d'eau ; boucher, laisser macérer quinze jours, filtrer et mettre en bouteilles.

Liqueur anisée. — Mettre dans un vase en grès deux litres d'eau-de-vie, vingt-cinq grammes d'anis vert, douze grammes d'anis étoilé, cinq grammes de fenouil, cinq grammes de coriandre, laisser macérer dix jours, bien bouché ; passer, filtrer, ajouter une livre de sucre préalablement trempé dans l'eau, laisser macérer un jour, filtrer et mettre en bouteilles.

Bitter doux. — Prendre un litre d'alcool à quatre-vingt-dix degrés, le mettre dans un bocal, y verser vingt grammes de zestes d'oranges vertes amères, vingt grammes de zestes d'oranges ordinaires, vingt grammes de bois de cannelle et trois grammes de bois de cassis ; laisser macérer huit jours, filtrer, ajouter deux cent cinquante grammes de sirop de sucre (*Voir* à *Sirop de sucre*, page 240) ; filtrer et mettre en bouteilles.

Liqueur à la cannelle. — Dans un litre d'alcool pur, mettre sept grammes de bois de cannelle, sept grammes de bois de coriandre, cinq grammes de macis, deux grammes de zestes de citrons, boucher et infuser trois jours, passer et ajouter deux décilitres de sirop de sucre (*Voir* à *Sirop de sucre*, page 240); filtrer et mettre en bouteilles.

Liqueur de coings. — Prendre des coings mûrs, les couper en quatre et les râper sans en retirer la peau, exprimer cette pulpe pour recueillir le suc Pour un demi-litre de suc, ajouter un quart de litre d'eau-de-vie blanche à vingt-deux degrés, un peu de cannelle en écorce ; vingt-cinq grammes d'amandes amères, et laisser macérer six semaines (au soleil, si possible).

Préparer avec cent vingt-cinq grammes de sucre un sirop à trente degrés, et quand il est froid, mêler à l'infusion, filtrer et mettre en bouteilles.

Liqueur à la menthe. — Mettre dans un bocal six grammes de feuilles de menthe, six grammes de feuilles de matricare, dix grammes de semence de coriandre un peu de maïs et deux litres d'alcool à cinquante degrés ; infuser huit jours, filtrer, ajouter un demi-litre de sirop de sucre (*Voir* à *Sirop de sucre*, page 240), filtrer deux fois encore, et mettre en bouteilles.

Liqueur à la fleur d'oranger. — Dans un bocal verser un litre d'eau-de-vie, cinquante grammes de fleurs d'oranger fraîches, laisser infuser quatre jours, passer le liquide, le remettre dans le bocal avec quatre centigrammes de sucre fondu dans un quart de litre d'eau, filtrer et mettre en bouteilles.

Liqueur stomachique. — Dans un bocal verser un litre d'eau-de-vie à vingt-deux degrés, une livre de sucre, une orange, un citron entiers, couvrir et laisser macérer vingt jours (au soleil, si possible), enlever les fruits, laisser reposer vingt jours, filtrer et boucher avec soin.

Liqueur Raspail. — Mettre dans un bocal quinze grammes de semences (anis, fenouil, cumin et carvi), quinze grammes de racines d'angélique, sept grammes de noix muscade, sept grammes de cannelle, deux grammes de vanille, deux grammes de girofle, deux grammes d'aloès, un gramme de safran, un gramme de camphre et un litre d'alcool à cinquante degrés ; laisser infuser dix jours, passer et mêler un litre de sirop de sucre (*Voir* à *Sirop de sucre,* page 240), filtrer et mettre en bouteilles.

Petite bière. — Il faut 250 gr. de houblon, 150 gr. de levure, 50 litres d'eau. Faire bouillir le houblon une demi-heure dans 20 litres d'eau, passer à travers un tamis, ajouter le sucre et la levure, délayer les 30 litres d'eau restant, remuer et verser dans un baril ; la température de la chambre ou cave doit être à quinze degrés au-dessus de zéro.

Une fermentation se produira ; aussi il faut laisser la bonde du baril débouchée, pour que la mousse sorte, ajouter au fur et à mesure de l'eau filtrée. Quand la mousse est tombée, coller la bière avec huit feuilles de gélatine dissoute.

II

TISANES, BOISSONS AROMATIQUES, CHOCOLAT

Tisanes :
Substance des tisanes. — Préparation des tisanes. — Décoctions. — Infusions. — Digestion. — Macération. — Edulcoration. — Tisanes acides, Tisanes amères, Tisanes béchiques, Tisanes anti-spasmodiques, Tisanes aromatiques, Tisanes astringentes, Tisanes dépuratives, Tisanes émulsives, Tisanes emménagogues, Tisanes diurétiques, Tisanes purgatives, Tisanes sudorifiques, Tisanes narcotiques, Tisanes vermirfuges.

Chocolat :
Chocolat à la française, Chocolat à l'espagnole, Chocolat aux œufs, Chocolat à l'orgeat.

BOISSONS MÉDICAMENTEUSES
OU TISANES

Les boissons médicamenteuses ou tisanes sont les boissons qui, distribuées ordinairement aux malades et aux convalescents, en dehors de leurs repas, afin de les désaltérer, aident au traitement médical.

Les tisanes constituent la médecine familière, domestique et inoffensive, on peut presque ajouter inutile, leur plus mauvais côté est que souvent beaucoup de malades et de convalescents retardent, par l'usage des tisanes, de recourir aux soins réels d'un médecin, et perdent par là leur temps, et aussi leur patience, car les tisanes, si elles ont une efficacité, ne peuvent l'avoir qu'à la suite d'un traitement si prolongé que peu de personnes ont la constance de s'y conformer ; d'autre part, l'usage de la tisane dans une foule de maladies est superflue et plutôt débilitante, en faisant absorber sans soif un à deux litres de liquide, troublant le système habituel de l'estomac; en un mot, la tisane n'est vraiment nécessaire que dans certaines maladies, telles que les fièvres, les maladies humorales (rougeoles, petite vérole, etc.), où il faut, non seulement calmer la soif, mais aider au traitement par une certaine absorption extraordinaire de liquide.

L'usage de la tisane, grâce à la routine, est tellement répandu en France (car il est des pays tels que l'Angleterre où il est presque inconnu) qu'il est difficile de la défendre à un malade ou à un convalescent sans voir provoquer des craintes, des défiances ou des révoltes. Voici donc les différents moyens de préparer les tisanes.

Substances des tisanes. — On fait des tisanes avec des bois, des feuilles, des fleurs, des fruits, des racines, des semences et même avec des matières minérales ou animales.

Préparation des tisanes. — Il faut, autant que possible, laver toute substance qui doit servir à faire une tisane, et n'employer que de l'eau filtrée; en outre, il faut, quand la tisane est faite, la passer à travers une mousseline, ou un tamis fin; ou une petite passoire à thé.

Autant que possible, il ne faut employer, pour la préparation d'une tisane, aucun récipient ayant contenu des corps gras.

Décoction. — On appelle *décoction*, faire bouillir durant un temps déterminé, plus ou moins long, une substance médicamenteuse.

Infusion. — On appelle *infusion* répandre de l'eau bouillante sur une substance médicamenteuse, puis couvrir le récipient où se prépare l'infusion et employer au bout de cinq minutes.

Une infusion *chargée* exige une durée de dix minutes; tandis qu'une infusion *légère* ne demande que cinq minutes.

Digestion. — On appelle préparer une tisane par *digestion* quand la .substance est mise à l'eau tiède et que l'on maintient l'eau dans une température chaude, — quoique sans bouillir, — soit en la plaçant sur des cendres chaudes, ou sur le côté du feu, ou au bain-marie.

Macération. — On appelle *macération*, mettre une substance dans de l'eau froide et l'y laisser un temps déterminé.

Le mode le plus usuel est *l'infusion*.

La *macération* exige au moins vingt-quatre heures, et les tisanes préparées de la sorte s'aigrissent ou fermentent.

La *digestion*, qui est une infusion plus lente,

s'emploie souvent pour les substances plus du res;
quant à la *décoction*, c'est la moins usitée.

On emploie par *décoction* :

Buis.
Café cru.
Caïnça.
Chiendent.
Coings.
Dattes.
Fécules.
Figues.
Fougères mâles.
Gaïac.
Julep.
Jujubes.
Lichen.
Orge.
Le pain.
Pommes.
Pruneaux.
Pyrèthre.
Raisins.

Salep.
Seigle ergoté.

Les *feuilles fraîches* de :
Belladone.
Bourrache.
Chicorée.
Jusquiame.
Laitue.
Mercuriale.
Morelle.
Oseille.
Stramoine.

Les *écorces de* :
Chêne.
Grenade.
Racine de grenade.
Saule.
Sureau.

On emploie par *digestion* :

Agaric.
Anelle.
Bardane.
Baume du Pérou.
Baume de Tolu.

Benjoin.
Cachou.
Cannelle.
Cardamonne.
Carvi.

Les cinq racines apéri-
   tives :
Coloquinte.
Coriandre.
Ecorce d'oranges.
Ecorce de citron.
Espèces aromatiques.
Espèces béchiques.
Espèces vermifuges.
Espèces vulnéraires.
Fenouil.
Kino.
Mousse de Corse.
Phellandrie.

Quinquina.
Racine de raifort.
— de ratanhia.
— de réglisse.
— de saponaire.
— de rhubarbe.
— de sassafras.
— de serpentaire.
— de valériane.
Safran.
Salseparcille.
Semen-contra.
Tamarin.
Tête de pavots.

On emploie en *infusion* :

Racine d'angélique.
— d'asperges.
— d'aunée.
— de bardane.
— de bisterte.
— de cabaret.
— de chicorée.
— de colombo.

Racine de gentiane.
— de gingembre.
— d'ipécacuanha.
— d'iris.
— nymphéa.
— parcira.
— patience.

Feuilles fraîches de :

Chou rouge.
Cochléaria.

Cresson.

Feuilles sèches de :

Absinthe

Armoise.

Belladone.

Bourrache.

Calament.

Chicorée.

Ciguë.

Dictame.

Digitale.

Fumeterre.

Hysope.

Jusquiame.

Lavande.

Lierre terrestre.

Menthe.

Maruche.

Morelle.

Mercuriale.

Nicotiane.

Orangers.

Origan.

Rhus.

Romarin.

Rue.

Sabine.

Saponaire.

Sauge.

Sené.

Stramonium.

Thé.

Thym.

Fleurs de :

Arnica.

Bouillon blanc.

Bourrache.

Camomille.

Centaurée.

Chèvrefeuille.

Coquelicot.

Girofles.

Guimauve.

Houblon.

Mauve.

Mélilot.

Mille pertuis.

OEillet.

Oranger.

Pêcher.

Pensées.

Roses pâles.

Roses rouges.

Safran.

Tilleul.

Violettes.

Les substances suivantes :

Ail.

Baies de genévrier.

Bourgeons de peu-
plier.
Bourgeons de sapin.
Oignons.

Scille.
Semence de coing.
Semence de lin.

On emploie en *macération* :

Racine de guimauve.
Goudron.

Racine de consoude.

EDULCORATION. — L'édulcoration, qui est l'action de sucrer les tisanes, se fait à l'aide du sucre, d'un sirop, ou de bois de réglisse.

TISANES ACIDES

Tisanes *acides* — *acidulées* — *acidules*, — vulgairement *limonades* ; noms donnés aux boissons destinées à désaltérer la soif, et ordinairement composée avec des sucs de fruits aigres.

Les tisanes acides, à de rares exceptions, se boivent froides, même quand leur préparation a été faite par la chaleur.

Il ne faut préparer et conserver les tisanes acides que dans des vases en porcelaine, grès, faïence, cristal, en un mot ne pas employer d'ustensiles en métal.

NOTA. — Les tisanes acides préparées à l'eau froide sont plus acides que celles préparées à l'eau chaude, mais moins saines.

Tisane à l'orange ou orangeade. — Dans un litre d'eau bouillante jeter deux oranges coupées

13

(avec leur zeste) en rondelles, sucre à volonté, couvrir, et employer froid.

Orangeade froide. — Dans un verre d'eau froide, faire fondre du sucre à volonté, puis y presser le jus d'une demi-orange.

Nota. — Il faut, autant que possible, choisir des oranges de moyenne grosseur, à la peau mince et lisse, d'une teinte foncée ; les oranges d'une teinte claire sont vertes, aigres et sans suc.

Tisane au citron. — (Même préparation que pour la *Tisane à l'orange* plus haut.)

Autre recette rapide. — (Même préparation que pour *l'Orangeade froide.*)

Limonade au vin rouge. — Dans un verre d'eau distillée, mettre trois cuillerées à bouche de vin de Bordeaux, sucre à volonté et un filet de citron.

Limonade au vin de Madère. — (Même recette, en remplaçant le vin rouge par du vin de Madère.)

Tisane à l'ananas. — Prendre un ananas frais, enlever l'écorce, le râper, puis le passer en pressant à l'aide d'eau distillée à travers un tamis, sucrer à volonté.

Tisane aux framboises. — Eplucher et laver rapidement deux poignées de framboises, les exprimer à travers une mousseline, délayer ce suc avec un peu d'eau, sucrer à volonté, et un filet de citron.

Limonade gazeuze. — (*Voir* à *Eaux gazeuzes*, page 241.)

Tisane de sirop d'oranges. — (*Voir* à *Sirops*.)

TISANES AMÈRES

Tisanes *amères* — *apéritives* — *digestives* — *fortifiantes* — *stomachiques* — *toniques ;* noms donnés aux boissons destinées à développer les forces, l'appétit et la digestion.

Tisane de feuilles d'absinthe. — (En infusion), cinq grammes pour un litre d'eau.

Tisane de racine d'aunée. — (En décoction), trente grammes pour un litre d'eau.

Tisane de chicorée. — Les feuilles en infusion, dix grammes pour un litre d'eau ; la racine en décoction : même dose que pour les feuilles.

Tisane de centaurée. — (En infusion), dix grammes pour un litre d'eau.

Tisane de camomille. — (En infusion), cinq grammes pour un litre d'eau, ou trois têtes fleuries pour une tasse d'eau.

Tisane de gentiane. — S'emploie en infusion, décoction ou macération, suivant le degré de force désiré, huit grammes par litre d'eau.

Tisane de germandrée. — (En infusion), vingt grammes pour un litre d'eau.

Tisane de fumeterre. — (En infusion), vingt grammes pour un litre d'eau.

Tisane de houblon. — (En infusion), huit à vingt grammes par litre d'eau.

Tisane de quassia. — (En macération), dix grammes pour un litre d'eau.

Tisanes spécialement destinées à ramener l'appétit :

Fenouil (*Racine de*). — (En infusion), dix grammes pour un litre d'eau.

Chiendent (*Racine de*). — (En décoction), vingt grammes pour un litre d'eau.

TISANES BÉCHIQUES

Tisanes *béchiques* — *adoucissantes* — *calmantes* — *anti-catarrhales* — *balsamiques* ; noms donnés aux boissons destinées à calmer la toux.

Nota. — Quoique les tisanes béchiques soient ordinairement sans danger, il en est pourtant qui ont une action plus active ; il est donc utile de consulter un médecin à ce sujet.

Tisane de bouillon-blanc. — (En infusion), cinq grammes pour un litre d'eau.

Tisane de bourgeons de sapin. — (En décoction), huit à seize grammes pour un litre d'eau.

Tisane de coquelicot. — (En infusion), cinq grammes pour un litre d'eau.

Tisane d'eucalyptus. — (En infusion), dix grammes pour un litre d'eau.

Tisane de guimauve. — (En infusion), vingt grammes pour un litre d'eau.

Tisane de lichen. — (En décoction), dix grammes pour un litre d'eau.

Tisane de mauves. — (En infusion), dix grammes pour un litre d'eau.

Tisane de réglisse. — (En décoction), vingt gammes pour un litre d'eau.

Tisane de violettes. — (En infusion), vingt grammes pour un litre d'eau.

Tisane dite des Espèces béchiques. — (En in fusion), feuilles de capillaire, scolopendre, hysope, lierre terrestre, capsules de pavots blancs privés de semence (parties égales), trente grammes pour un litre d'eau.

Tisane des quatre-fleurs. — (En infusion), fleurs de guimauve, mauve, coquelicot, violette, tussilage, pied-de-chat, bouillon-blanc, parties égales, trente grammes pour un litre d'eau.

Tisane suisse pour la toux. — Mettre tremper cinquante grammes de mousse d'Irlande dans de l'eau froide ; jeter cette eau, puis faire bouillir dans un litre d'eau pendant dix minutes, ajouter vingt-cinq grammes de figues coupées, dix grammes de feuilles de coquelicot, dix grammes d'althea, vingt grammes de bois de réglisse, couvrir le tout pendant une heure ; filtrer et donner chaud.

Tisane anglaise contre la toux. — Dix grammes de racines de guimauve, coupées et fendues, dix grammes de bois de réglisse, dix grammes de sucre candi ; faire bouillir pendant quinze minutes dans un litre d'eau, filtrer et boire souvent chaud.
(*Voir* à *Emulsives*, page 225.)

Eau de goudron. — Mettre dans une cruche en grès cent grammes de goudron et trois litres d'eau, laisser macérer vingt-quatre heures, remuer souvent avec une cuiller en bois ; jeter cette première eau et remettre trois litres d'eau distillée, laisser macérer dix jours, en agitant tous les jours matin et soir ; laisser reposer vingt-quatre heures, transvaser en ayant soin de ne pas renverser le fond, filtrer et employer.

TISANES ANTI-SPASMODIQUES

Tisanes *anti-spasmodiques* — *calmantes* — *sédatives* ; noms donnés aux boissons destinées à calmer les nerfs et provoquer le sommeil.

Tisane de coquelicots. — (En infusion), cinq grammes pour un litre d'eau.

Tisane de feuilles et fleurs d'oranger. —(En infusion), vingt grammes pour un litre d'eau.

Tisane de mélisse. — (En infusion), dix grammes pour un litre d'eau.

Tisane de menthe.—(En infusion), dix grammes pour un litre d'eau.

Tisane de fleurs et feuilles de tilleul. — (En infusion), quinze grammes pour un litre d'eau.

Tisane de violettes. — (En infusion), vingt grammes pour un litre d'eau.

Tisane de valériane. —(En infusion), dix grammes pour un litre d'eau.

TISANES AROMATIQUES

Tisanes aromatiques — digestives; noms donnés à des boissons destinées à favoriser la digestion.

Café noir. — Le café noir, tout en étant une excellente boisson au point de vue de la digestion, est une boisson trop excitante pour les malades nerveux ou bilieux, et même pour les convalescents ; il ne faut le permettre qu'avec l'assentiment du médecin, et, en ce cas, à moins d'ordonnance spéciale, très coupé d'eau claire bouillante.

Tisane de camomille. — (En infusion), cinq grammes pour un litre d'eau bouillante ou trois têtes fleuries pour une tasse d'eau.

Tisane de tilleul. — (En infusion), dix grammes pour un litre d'eau bouillante.

Thé. — Il ne faut donner à un malade que du seul thé noir, ne jamais en employer, ni des verts, ni des jaunes, ni des pointés de blanc (*en infu-*

sion). Une cuillerée à café par tasse d'eau bouillante.

Tisane, dite *des Espèces aromatiques* (en infusion): sauge, thym, serpolet, romarin, hysope, origan, absinthe, menthe, parties égales ; vingt grammes pour un litre d'eau bouillante.

TISANES ASTRINGENTES

Tisanes *astringentes — anti-diarrhéiques ;* noms donnés aux boissons destinées à combattre les dérangements du ventre.

Eau de riz. — Prendre deux poignées de riz, le laver et mettre à cuire dans un litre d'eau, laisser réduire de moitié, passer; sucrer avec du sirop de coings.

Eau albumineuse. — Prendre un litre bien propre, y placer deux blancs d'œufs très frais, remplir le litre d'eau froide en laissant environ trois doigts d'intervalle entre l'eau et le bouchon, boucher le litre, et l'agiter pendant cinq minutes, afin de dissoudre les œufs dans l'eau ; ajouter deux cuillerées d'eau de fleur d'oranger.

Nota. — Les personnes souffrant de la soif pendant les dérangements de l'estomac et du ventre peuvent boire de cette eau à discrétion.

TISANES DÉPURATIVES

Tisanes *dépuratives — anti-scorbutiques — rafraîchissantes ;* noms donnés aux boissons qui possèdent la propriété d'enlever à la masse des humeurs ce qui en altère la pureté.

Tisane de chicorée. — (*Voir* page 219.)

Tisane de centaurée. — (*Voir* page 219.)

Tisane de gentiane. — (*Voir* page 219.)

Jus d'herbes dépuratif. — Feuilles fraîches de cresson, laitue, fumeterre et chicorée en parties égales, les laver, les nettoyer et les piler dans un mortier de marbre avec un pilon de bois, filtrer et boire un verre à jeun tous les matins.

Jus de myrrianthe. — Feuille de myrrianthe, cresson et cochléaria en parties égales, piler dans un mortier de marbre avec un pilon de bois, filtrer et boire à la dose d'un verre tous les matins.

TISANES ÉMULSIVES

Tisanes *émulsives — adoucissantes*, noms donnés à des boissons qui ont la couleur et l'opacité du lait.

Le *looch* est la tisane émulsive la plus nouvelle.

Looch simple. — Cinq grammes d'amandes douces, cinq grammes d'amandes amères ; monder les amandes et les piler dans un mortier de marbre avec un pilon de bois, ajouter seize grammes de sucre blanc en poudre, et cent vingt grammes d'eau distillée, réduire au lait, et ajouter soixante grammes de gomme blanche, en poudre ,

13.

seize grammes huile d'amandes douces et huit grammes de sucre blanc en poudre.

Nota.—Le looch est sujet à tourner et s'aigrir facilement; il ne faut le préparer qu'en petite quantité et le garder dans un endroit frais.

Looch au jaune d'œuf. —Prendre un jaune d'œuf, quarante grammes huile d'amandes douces, trente grammes sirop de guimauve, mêler dans un mortier de porcelaine ou de marbre, ajouter peu à peu trente grammes eau de fleurs d'oranger, soixante grammes décoction de coquelicots.

Looch à la gomme. — Mêler soixante grammes de gomme, seize grammes huile d'olives douces, trente grammes sucre en poudre, quatre-vingt-dix grammes eau distillée, soixante grammes eau de fleurs d'oranger.

Lait de poule. — Prendre le jaune d'un œuf bien frais, le délayer dans un bol avec une cuillerée à soupe de sucre en poudre, verser un verre d'eau chaude — ou de lait chaud — et une cuillerée à café de kirsch.

Tisane de trèfle d'eau. — (En infusion), dix à quinze grammes pour un litre d'eau.

TISANES EMMÉNAGOGUES

Tisanes *emménagogues;* nom donné aux bois·sons ayant la propriété de retablir, chez la femme, la régulière circulation du sang.

Tisane d'absinthe. —(En infusion), cinq grammes pour un litre d'eau bouillante.

Tisane d'armoise. — (En infusion), dix grammes pour un litre d'eau bouillante.

Tisane de tilleul. — (En infusion), dix grammes pour un litre d'eau bouillante.

Tisane de rue. — (En infusion), cinq grammes pour un litre d'eau bouillante.

TISANES DIURÉTIQUES

Tisanes *diurétiques;* nom donné aux boissons qui ont la propriété d'augmenter l'urine.

Tisane de chiendent. —(En décoction), dix grammes pour un litre d'eau.

Tisane de guimauve. — (En infusion), vingt grammes pour un litre d'eau (les feuilles).

Tisane de réglisse. —(En décoction), vingt grammes pour un litre d'eau.

Tisane d'asperges. — (En décoction), une livre de racines d'asperges pour deux litres d'eau, faire réduire de moitié.

Tisane de busserole ou uva-ursi (raisin d'Ours). — (En infusion), huit à quinze grammes pour un litre d'eau.

Tisane de queues de cerises. — (En décoction), dix grammes pour un litre d'eau bouillante.

TISANES PURGATIVES

Tisanes *purgatives,* — *laxatives ;* noms donnés à des boissons qui déterminent des évacuations.

Tisane purgative à la mauve. —Vingt-six grammes de sené, trente-cinq grammes de mauve et deux cent dix grammes d'eau bouillante ; en décoction.

Tisane purgative au sené. — Dix grammes de feuilles de sené, cinq grammes de rhubarbe, soixante grammes de mauve et deux cents grammes d'eau bouillante.

Tisane de centaurée. —(En décoction), dix grammes pour un demi-litre d'eau.

Thé des Espèces purgatives. — Soixante grammes de feuilles de sené, vingt-cinq grammes fleurs de sureau, vingt-cinq grammes fruits d'anis, quinze grammes fruits de fenouil ; diviser en quatre paquets, chaque paquet pour une tasse d'infusion.

TISANES SUDORIFIQUES

Tisanes *sudorifiques* ; nom donné à des boissons destinées à provoquer la transpiration.

Thé. — (*Voir* page 223.)

Tisane de bourrache. —(En infusion), dix grammes pour un litre d'eau bouillante.

Tisane de camomille. — (*Voir* page 223.)

Tisane dite des Espèces sudorifiques. — Bois de gaïac, racine de salsepareille, squine sassafras, parties égales, en décoction.

Tisane de chiendent. — (En décoction), vingt grammes pour un litre d'eau.

Tisane d'eucalyptus. — (En infusion), dix grammes pour un litre d'eau bouillante.

Tisane de jaborandi. — (En infusion), dix grammes pour un litre d'eau.

TISANES NARCOTIQUES

Tisanes *narcotiques*, — *soporifiques*; noms donnés à des boissons qui ont la propriété d'assoupir et d'endormir.

Il ne faut user de ces tisanes qu'avec la plus grande précaution, et avec le consentement du médecin.

Tisane de pavot. — (En décoction), vingt grammes pour un litre d'eau bouillante.

Nota. — La plupart des tisanes anti-spasmodiques sont également narcotiques.

Tisane de valériane. — (En infusion), dix grammes pour un litre d'eau bouillante.

TISANES VERMIFUGES

Tisanes *vermifuges*; nom donné aux boissons qui ont la propriété de déterminer l'expulsion des vers intestinaux.

Tisane de racine de grenadier sèche. — (En décoction), soixante grammes dans deux litres d'eau, faire bouillir jusqu'à réduction de moitié; prendre un demi-litre à jeun.

Tisane de racine de grenadier fraîche. — (En décoction), quatre-vingt-dix grammes pour un litre d'eau.

Tisane de semen-contra. — (En infusion), dix grammes dans un quart de litre d'eau bouillante, prendre le tout à jeun.

Tisane de mousse de Corse. — (En décoction), cinq à vingt grammes pour un litre d'eau ; réduire de moitié.

Tisane de kousso d'Abyssinie. — Vingt grammes et faire tremper une demi-heure dans deux cent cinquante grammes d'eau bouillante.

LE CHOCOLAT

Le chocolat est une précieuse nourriture, pour les convalescents surtout ; les malades ne doivent le prendre que lorsqu'ils ont quitté la diète absolue pour la diète modérée.

Chocolat à la française. — Casser une tablette de chocolat et la délayer dans un peu d'eau, puis ajouter du lait ou de l'eau bouillante à volonté, faire cuire, et laisser monter deux fois.

Chocolat à l'espagnole. — Pour préparer le chocolat à l'espagnole, il faut se munir d'une chocolatière en cuivre étamée à l'intérieur, ou en fer blanc, ainsi que d'un *moussoir* ou frouloir, en buis.

Casser une tablette de chocolat en morceaux et la mettre dans la chocolatière, avec une tasse à thé d'eau ou de lait.

Quand le chocolat est dissous, faire mousser le chocolat en tournant le manche du moussoir entre les paumes des deux mains. Laisser monter le chocolat *six fois* ; l'ôter du feu, mousser de nouveau très vivement.

Chocolat aux œufs. — Dans un bol propre, délayer un jaune d'œuf et une cuillerée de sucre en poudre; si l'on veut, une pincée de vanille, et verser dessus le chocolat bouillant, fait à la crème.

Chocolat à l'orgeat. — Faire une tasse de chocolat à l'espagnole avec de l'eau, l'ôter du feu et ajouter deux cuillerées à soupe de sirop d'orgeat.

III

SIROPS ET EAUX MINÉRALES

SIROPS

Les sirops sont très employés dans l'alimentation des malades et des convalescents, soit à titre de médicament, soit comme simple édulcoration pour varier le régime des boissons ; — autant que possible il ne faut donner à un malade ou à un convalescent que des sirops vénant de la pharmacie, afin qu'ils soient purs de mélanges et de falsifications.

Pesage du sirop. — Si l'on veut préparer soi-même des sirops, il est indispensable d'acheter un pèse-sirop afin de connaître le degré de cuisson du sucre ; on verse un peu de sirop dans un flacon en verre, on introduit le pèse-sirop dans le flacon, et l'on voit le degré qu'il marque à niveau du liquide.

Cuites du sucre. — (*Voir* page 172.)

Sirop d'asperges. —Choisir des asperges fraîches, enlever les parties les plus douces, ratisser les asperges et les couper en petits morceaux et en mettre sept cent cinquante grammes dans un litre d'eau, les cuire bien couvertes jusqu'à ce qu'elles soient en bouillie, filtrer à travers un tamis fin.

Ajouter à un litre de liquide, deux livres de sucre, faire bouillir et cuire à trente-trois degrés, mettre en bouteille, boucher, ficeler et tremper la bouteille dix minutes dans le bain-marie bouillant; garder au frais.

Sirop de capillaire. — Choisir deux fortes poignées de feuilles de capillaire, les laver et les mettre à tremper dans un litre d'eau bouillante placée sur le côté du feu, pendant trois heures, filtrer, ajouter un kilog. de sucre et cuire à trente-trois degrés; filtrer et ajouter soixante grammes d'eau de fleurs d'oranger; verser, laisser froidir et boucher le lendemain.

Sirop de cerises. — Prendre des cerises aigres, enlever les queues et les noyaux, les piler avec les noyaux, exprimer le suc, le passer au tamis, le mettre dans une terrine et le garder au frais pendant vingt-quatre heures.

Ecumer et filtrer, ajouter, pour un litre de suc, un kilog. de sucre, cuire à trente-trois degrés en écumant; laisser froidir, enfermer dans des pots et boucher vingt-quatre heures après.

Sirop de citrons. — Enlever le zeste de trois citrons, et tremper les zestes et les citrons dans de l'eau tiède, prendre six citrons, en exprimer le jus, filtrer ce jus ; tenir prêt un sirop de sucre épais (*voir* à *Sirop de sucre,* page 240), ajouter l'eau tiède, les zestes et le jus des six citrons, faire cuire à trente-trois degrés.

Sirop de coings. —Prendre des coings bien mûrs, les peler, les couper en petites tranches, les mettre dans une casserole non étamée, mouiller juste d'eau, couvrir la casserole, et cuire à feu vif jusqu'à ce que les fruits soient dissous, filtrer cette purée sur un tamis, recueillir le suc dans une terrine et le garder au frais pendant vingt-quatre heures; le lendemain écumer et filtrer ; pour un litre de suc, mettre un kilog. cent vingt-cinq grammes de sucre, écumer, et cuire à trente-deux degrés, mettre en bouteilles, laisser froidir et boucher douze heures après.

Sirop de coquelicots. — Prendre deux cent cinquante grammes de feuilles de coquelicots, les tremper dans un quart de litre d'eau bouillante et tenir au chaud pendant douze heures ; faire bouillir pendant cinq minutes, verser sur un tamis et exprimer afin d'obtenir le suc. Tenir prêt deux décilitres d'eau où l'on aura fondu une livre de sucre, ajouter le suc des coquelicots, faire bouillir, écumer et cuire à trente degrés.

Sirop d'épines-vinettes. — Choisir des fruits

d'épine-vinette bien rouges et mûrs, mais mûrs sans excès, les broyer dans un mortier avec un peu d'eau froide, exprimer le suc en tordant dans un linge, mettre ce suc dans une terrine et le garder au frais pendant vingt-quatre heures. Enlever l'écume, filtrer de nouveau à la flanelle et verser dans une bassine ; pour un litre de suc ajouter une livre de sucre, puis cuire à trente-deux degrés.

Sirop de fraises. — Ecraser trois kilog. de fraises bien mûres ; pour chaque kilog. de fraises, cuire au *boulé* (*Voir* à *Cuites du sucre*, p. 172) un kilog. de sucre, verser les fraises dans le sirop, bouillir deux minutes, retirer du feu, mettre dans une bassine pendant deux heures, passer au tamis fin, et repasser à la flanelle ; verser dans des bouteilles à champagne, boucher, ficeler et donner aux bouteilles un bouillon de quinze minutes au bain-marie.

Sirop de framboises. — Peser deux kilog. de framboises épluchées, les mettre dans une terrine, les écraser légèrement et les garder au frais pendant trois jours et laisser fermenter jusqu'à ce que le jus devienne rose ; passer au tamis ; pour un demi-litre de jus, mettre sept cents grammes de sucre, écumer et cuire à trente-deux degrés ; mettre en bouteilles, laisser froidir, boucher et remettre au bain-marie bouillant pendant quinze minutes.

Sirop de framboises au vinaigre. — Peser deux kilog. de framboises fraîches et épluchées, mettre dans une terrine et ajouter quatre litres de bon vinaigre blanc (vinaigre de vin),couvrir et laisser au frais pendant deux jours. Tamiser et pour deux litres de suc mettre deux kilog. de sucre, cuire à trente-deux degrés, laisser froidir et mettre en bouteilles.

Sirop de gomme. — Prendre une livre de gomme arabique blanche, la laver, l'écraser et la dissoudre à froid dans un demi-litre d'eau froide, la remuer souvent, la passer à travers une mousseline.

Tenir prêts, quatre kilog. de sucre fondu dans deux litres d'eau tiède, faire bouillir, écumer, ajouter la gomme, faire bouillir, écumer et cuire à trente-deux degrés ; laisser refroidir et mettre en bouteilles.

Sirop de griottes. — Choisir des griottes fraîches et mûres, ajouter un quart de groseilles écrasées, mettre dans une terrine et laisser fermenter deux jours au frais, passer à travers une serviette.

Pour une livre de suc, mettre une livre de fruits, faire bouillir, écumer, et cuire à trente-deux degrés ; laisser froidir, mettre en bouteilles, ficeler, et donner un bouillon au bain-marie.

Sirop de groseilles. — (Même recette que pour

le sirop de griottes, sauf que pour une livre de suc il faut un kilog. de sucre.)

Sirop de guimauve. — Prendre cent grammes de racine de guimauve, la couper en petits morceaux, la fendre, la laver, et la faire tremper vingt-quatre heures dans un litre d'eau bouillante, passer à travers une serviette.

Cuire au *boulé* (*Voir* à *Cuites du sucre*, p. 172) deux kilog. de sucre, ajouter l'eau de guimauve, faire bouillir et cuire à trente-deux degrés ; laisser froidir et mettre en bouteilles.

Sirop de mûres. — Ecraser les mûres, et, pour un kilog de fruits, tenir prêt un sirop composé d'un kilog. de sucre au *boulé* (*Voir* à *Cuites du sucre*, p. 172). Verser les fruits dans ce sirop, bouillir deux minutes ; mettre dans une terrine pendant deux heures, et passer à travers une serviette ; laisser froidir et mettre en bouteilles.

Sirop d'orgeat. — Eplucher deux cent cinquante grammes d'amandes douces et six amandes amères, les laver dans de l'eau tiède et les piler avec soixante grammes de sucre blanc en poudre, de façon à obtenir une pâte fine ; mouiller peu à peu avec un demi-litre d'eau ; passer en exprimant à travers une serviette épaisse préalablement mouillée d'eau. Faire cuire une livre de sucre en un sirop au *boulé* (*Voir* à *Cuites du sucre*, p. 172), l'ôter du feu, et quand il est froid y ajouter le lait d'amandes et une cuillerée d'eau de fleurs d'oranger, mettre en bouteilles et conserver dans un endroit frais.

Sirop d'oranges. — Prendre le zeste de trois oranges et le mettre dans de l'eau pendant trois heures ; presser le jus de six oranges. Tenir prêt un sirop au *boulé* (*Voir* à *Cuites du sucre*, p. 172) fait avec sept cents grammes de sucre, y verser le zeste, l'eau et le suc des oranges, faire cuire à trente-deux degrés, filtrer à travers une flanelle, laisser froidir et mettre en bouteilles.

Sirop de pommes. — Prendre deux kilog. de belles pommes pas trop mûres, les éplucher et couper en petits morceaux, les jeter au fur et à mesure dans une terrine d'eau froide, puis mettre à cuire les pommes dans un litre d'eau jusqu'à ce qu'elles soient réduites en purée ; les placer dans un tamis de crin et laisser égoutter vingt-quatre heures, filtrer ce jus à travers une mousseline, et le cuire avec huit cents grammes de sucre et une gousse de vanille pendant vingt-cinq minutes, à trente-trois degrés.

Sirop de quinquina. — Mettre dans un demi-litre d'eau dix grammes de racine de gentiane et trente grammes d'écorce de quinquina rouge, brisée en morceaux, faire bouillir à petit feu jusqu'à réduction d'un cinquième (on doit obtenir quatre cents grammes de liquide), filtrer la décoction à travers une serviette, et mêler son poids à un poids égal de sucre, faire cuire à trente-deux degrés, laisser froidir et mettre en bouteilles.

Sirop de rhum — Cuire à trente-deux degrés un kilog. de sucre dans un litre d'eau ; verser dans une bouteille, laisser froidir, ajouter un verre de vieux rhum.

Sirop de bourgeons de sapin. — Dans cent grammes d'alcool (à soixante degrés) mettre à tremper pendant douze heures deux poignées de bourgeons de sapin; verser ensuite dans un litre d'eau bouillante cette infusion, boucher le récipient et laisser infuser de nouveau pendant huit heures ; filtrer le tout à travers une flanelle ; ajouter huit cents grammes de sucre par demi-litre de cette infusion, verser dans une bouteille à champagne, boucher la bouteille, la ficeler, et mettre à cuire au bain-marie jusqu'à ce que le sirop soit très épais et très transparent, écumer, filtrer de nouveau, laisser froidir et remettre en bouteille.

Sirop de violettes. — Prendre deux cent cinquante grammes de violettes des bois, détacher les fleurs, les piler dans un mortier, les délayer dans un demi-litre d'eau bouillante, puis dans second demi-litre d'eau bouillante, verser le liquide dans une casserole étamée neuve et laisser macérer douze heures ; filtrer à travers une serviette ; ajouter deux kilog. de sucre, et mêler dans un récipient au bain-marie jusqu'à ce que le sucre soit dissous, laisser froidir, filtrer de nouveau ; verser dans des bouteilles à champagne, boucher, ficeler et les mettre à bouillir dix minutes au bain-marie.

Sirop de sucre. — Dans un litre d'eau faire fondre trois kilog. de sucre; quand le sucre est fondu, y jeter un blanc d'œuf battu, écumer plusieurs fois, faire cuire à trente-trois degrés, filtrer à travers une flanelle et mettre en demi-bouteilles.

EAUX MINÉRALES

Les Eaux minérales sont très souvent employées dans la tisane des malades et des convalescents, soit à titre de médicament, soit à titre simplement d'eau de table; voici les plus usitées :

Alet et Aulus.	Saint-Galmier (Noël).
La Bourboule.	Saint - Galmier (Ré-my).
Bussang.	
Chatel-Guyon.	Vichy Larbaux.
Condillac.	— Lardy.
Contrexeville.	— Mesdames.
Couzau.	— Hôpital.
Eaux-Bonnes.	— Parc.
Evian.	— Hauterive.
Lacaume.	— Grande-Grille.
Mont-Dore.	— Célestins.
Orizza.	— Saint-Yorre(Carreaux; Larbaud).
Pougues.	
Renlaigue.	Vichy Saint-Yorre (St-Charles; St-Louis).
Royat.	
St-Galmier (Badoit).	Vals. S-Jean-Amélie.

Vals. Marie. Favorite.
Vals. Berne. St-Louis.
Vals. Pauline. Victoire.
Vals. Ryolette. Juliette.
Vals Précieuse. Madeleine.

Vals. Trois - Etoiles. Parc.
Vals. Désirée-Chloé.
Vals. Dominique - Perle.
Vals. Alban.
Vittel.
Vivaraises.

Choix d'une eau minérale. — C'est au médecin seul qu'appartient le choix d'une eau minérale ; il ne faut jamais en prendre sans avis préalable ; l'eau minérale se prend pure ou coupée de vin rouge ou blanc ; il faut, quand on veut conserver une bouteille déjà entamée, la reboucher avec un bouchon neuf, et la garder dans un endroit frais, renversée debout, le goulot vers le bas.

Eau de seltz. — L'eau de seltz prise à petite dose et coupée soit de vin, soit d'un sirop acide (groseille, citron, orange) ou même une cuillerée à soupe de café noir, est une boisson absolument saine, inoffensive et très désaltérante pour un convalescent ou une personne souffrant de l'estomac.

Eau minérale artificielle. — Le bi-carbonate de soude à la dose de dix grammes dans un litre d'eau constitue une eau de table facile à préparer, économique, et remplacant à la rigueur les eaux minérales *bi-carbonatées sodiques*, telles que les eaux de Vals, Vichy, Royat, Mont-Dore.

DIÈTES ET RÉGIMES

On appelle *diète* la privation, totale ou partielle, d'aliments.

On appelle *régime* un mode d'alimentation spé-
cial, et donné en vue d'un état particulier.

Il existe différentes sortes de diètes :

1° Diète absolue.
2° Diète animale.
3° Diète curative.
4° Diète lactée.
5° Diète partielle.

6° Diète préservatrice.
7° Diète sèche.
8° Diète sévère.
9° Diète végétale.

DIÈTE ABSOLUE

On appelle *diète absolue* (ou négative en abstinence) la privation complète d'aliments ; cette
diète ne s'emploie que dans les maladies aiguës,
surtout dans les maladies accompagnées de fièvre.

La diète absolue ne peut jamais être de longue
durée ; les enfants et les personnes très jeunes la
supportent moins facilement que les adultes et les
vieillards ; du reste, la diète absolue, étant en général prescrite en des cas très graves, reste entièrement subordonnée à la direction du médecin.

DIÈTE ANIMALE

On appelle *diète animale* ou fibrineuse un régime basé sur l'emploi principal ou exclusif de la viande.

DIÈTE CURATIVE

On appelle *diète curative* des régimes spéciaux employés contre des maladies devenues chroniques et dans lesquelles l'alimentation, ainsi modifiée, sert de médicament.

DIÈTE LACTÉE

On appelle *diète lactée* un régime où il n'entre que du lait pur, ou mêlé seulement à quelques farineux. (*Voir* à *Lait*, page 48.)

DIÈTE PARTIELLE

On appelle *diète partielle* ou *modérée* la diète qui suit la *diète absolue*.

La diète partielle est la transition entre l'abstinence totale et le retour aux habitudes régulières ; voici un tableau approximatif de la diète partielle.

Bouillon de poulet.	Potage gras à la semoule.
Bouillon de veau.	
Bouillon de bœuf coupé d'eau.	Potage gras au sagou.
	Riz au gras.
Bouillon de bœuf pur.	Lait de poule.
Potages gras au tapioca.	OEufs.
	Chicorée en purée.

Laitues au naturel.
Epinards.
Asperges.
Chair de poulet.
Chair de poisson.
Pain grillé.
Viandes blanches, veau, agneau.

Viandes rôties, mouton, bœuf, veau.
Conserves de fruits.
Compotes.
Crèmes.
Gâteaux secs.
Pain rassis.
Pain frais.

DIÈTE PRÉSERVATRICE

On appelle diète *préservatrice* des régimes spéciaux indiqués par le médecin avant les opérations chirurgicales ou les accouchements.

DIÈTE SÈCHE

On appelle *diète sèche* la privation presque complète, ou du moins partielle, de liquides, soit pendant, soit entre les repas.

Les malades s'habituent plus facilement qu'on ne le penserait à ce régime, qui est employé également pour combattre l'obésité.

DIÈTE SÉVÈRE

On appelle *diète sévère* une diète qui, sans être aussi rigoureuse que la diète *absolue*, est plus restreinte que la diète *partielle* ; en général, la diète sévère se compose de lait pur, ou de bouillon pur.

DIÈTE VÉGÉTALE

On appelle *diète végétale* ou *système végétarien*
l'abstinence complète de n'importe quelle espèce
de viande.

Il faut également rattacher à la diète végétale
la *Cure de raisins* (*Voir* à *Raisins*, page 170.)

Choix d'une diète. — Il est difficile sinon à peu
près impossible de prescrire ou de préférer tel ou tel
régime ; l'état, les habitudes, l'âge et la maladie
sont les bases sur lesquelles le médecin s'appuiera,
ainsi que sur son système particulier ; néanmoins, on peut dire que l'emploi de la diète *absolue* est rare de nos jours, et que, sauf des cas
d'extrême gravité, on l'applique de moins en moins ;
la *diète lactée* ou la diète *sévère* sont les plus
usitées, suivies de la diète partielle.

La diète sèche, la diète **végétale**, la diète CURATIVE
et la diète PRÉSERVATRICE ne doivent jamais, surtout ces deux dernières diètes, être adoptées sans
le conseil du médecin ; quant à la diète *sèche* et à
la diète *végétale* modérées, qui consistent dans ce
cas, la première à retrancher une partie habituelle
de la boisson, la seconde, à prendre plus de légumes
frais que de viandes, elles n'offrent pas, pour une
personne bien portante, de graves inconvénients,
mais un malade ou un convalescent ne devra pas
les suivre sans le conseil de son médecin.

Condition de la diète. — Outre le choix des aliments et les prescriptions du médecin, il faut dans

la diète, surtout dans les diètes *partielle* ou *curative*, indiquées, la première dans l'état de convalescence, et la seconde dans un état maladif chronique :

1º Ne donner que peu d'aliments ;

2º Manger souvent et par petites quantités ;

3º Se tenir chaudement pendant la digestion ;

4º Combattre la diarrhée ou la constipation.

VOCABULAIRE

Abaisse. — Le fond d'une pâte placée dans un moule ou tourtière ; l'abaisse se fait avec n'importe quel genre de pâte, et surtout avec les rognures restant d'une pâte, rognures qu'on travaille et repétrit à nouveau.

Abatis. — Dans la boucherie, les abatis sont les entrailles, cervelle, langue, tête, pieds, foie, cœur, fraise, mou, rognons.

Dans la volaille, les abatis sont le cou, la tête, les pattes, les ailerons, les os, le gésier, le foie et le cœur.

Les abatis sont en général un excellent aliment pour les malades, les convalescents, les estomacs délicats, fatigués, et l'alimentation des enfants.

On fait avec les abatis, soit seuls, soit ajoutés à d'autres viandes, un très bon bouillon.

Accommoder, accommodage. — La manière de préparer les aliments.

Ale. — Nom donné à toutes les bières anglaises.

L'ale est considérée comme une bière très tonique et très reconstituante.

Allumage des feux. — Tous les feux s'allument de la même manière ; il faut d'abord ôter la cendre du foyer, puis poser au fond des copeaux ou du papier pas trop épais, ni trop serré, puis du menu bois posé en croix, de façon à ce que les morceaux se soutiennent l'un l'autre en laissant circuler l'air, enfin par-dessus quelques morceaux de charbon ; à l'aide d'une allumette, on enflamme le papier ; quand le bois et ces premiers morceaux de charbon sont bien enflammés, on peut ajouter du charbon à volonté (il existe maintenant des allume-feux résineux qui sont d'un excellent usage) et placer, soit le couvercle du fourneau, soit un « *diable* » pour activer le tirage.

Aiguilles à larder. — Les aiguilles à larder, qui s'appellent aussi « lardoirs », sont de grosses aiguilles en fer ou en fer blanc. Une extrémité est pointue, et l'autre est divisée en quatre fentes, où l'on enfonce un des bouts du morceau de lard, qui est saisi et serré par la pression des fentes.

Aplatir. — On aplatit les viandes pour les rendre plus minces et en général pour les grillades ; on se sert, pour aplatir une viande, soit d'un rouleau de bois que l'on passe dessus en pressant fortement, soit, comme les bouchers, d'un plat d'une hachette mince.

Appareil. — Terme de cuisine pour désigner toutes les préparations composées de divers ingrédients ; tels que les crèmes, les pâtes, les pouddings, etc., etc.

Assaisonnement. — Terme qui comprend tous les condiments quels qu'ils soient : salés, sucrés, gras ou épicés ; d'habitude, c'est le sel, poivre, fines herbes, bouquet et oignons, mais, dans la cuisine des malades, cela se borne au sel, carottes, thym.

Aromates. — Ingrédients divers dont on se sert pour varier le goût et le parfum des mets ; tels que le thym, le laurier, la coriandre, le basilic, l'échalote, l'ail, la muscade, la cannelle, le poivre ; ou le citron, l'orange, la vanille, l'iris, etc., etc.

Arroser. — Verser soit du jus ou du beurre (parfois de l'huile ou du court-bouillon. en un mot un liquide) à l'aide d'une cuillère sur les mets qui rôtissent.

Attacher, s'attacher. — Se dit d'un mets légèrement brûlé et collé au fond de la casserole.

Attelet. — Petite pièce en métal ou en bois, longue d'une dizaine de centimètres, et en forme d'épée, servant à fixer un objet à un autre ; ainsi les petits oiseaux que l'on veut rôtir s'embrochent sur des attelets, et ceux-ci se fixent par des ficelles à la broche elle-même.

Attendrir. — On attendrit les viandes, soit en les laissant quelques jours à l'air, soit en les frappant avec un maillet en bois.

Attiédir. — Réchauffer ce qui est froid, et laisser refroidir ce qui est chaud.

Aspiquer. — Mettre dans une sauce ou une gelée un jus de citron.

Baigner. — Couvrir complètement un mets en préparation d'un liquide qui doit cacher le mets.

Bain-marie. — Mettre un vase contenant

un mets déjà préparé, gras ou sucré, dans le fond d'un autre vase plus grand et plein d'eau chaude en ébullition ; cette eau chaude doit être maintenue bouillante pendant le temps exigé, et ne doit jamais dépasser l'autre vase, mais, au contraire, le niveau sera de deux centimètres plus bas, afin de ne jamais déborder entre le mets que l'on prépare.

Balances. — Il est absolument indispensable dans une cuisine, et surtout dans la cuisine d'une personne malade ou convalescente, d'avoir des balances, non seulement pour s'assurer de l'exactitude du poids dans les marchandises vendues, mais surtout pour peser les ingrédients que l'on veut employer ; on s'accoutume rapidement à ce petit travail supplémentaire, et les résultats excellents que l'on obtient font que l'on en prend l'habitude avec plaisir.

Bardes, barder. — Feuille de lard mince dont on se sert pour envelopper le gibier que l'on veut rôtir.

Bassin, bassine. — Ustensile de cuisine large, profond, en forme de demi-sphère. Il en existe en cuivre non étamé pour les crèmes ou les confitures, et en porcelaine pour préparer les appareils et fouetter les œufs. — On emploie aussi des petites bassines non étamées, pour les légumes seuls auxquels on ne veut pas faire perdre leur couleur.

Bassine à confitures. — Les bassines à confitures sont en cuivre non étamé ; elles servent aussi à y cuire les légumes verts auxquels on veut conserver leur couleur.

Batterie de cuisine. — Nom donné aux différents objets qui servent à préparer les aliments.

La batterie de cuisine en cuivre est certes la plus jolie et la plus durable, mais c'est assurément la plus dangereuse et, dit-on, la plus malsaine ; cette batterie exige des soins d'étamages constants, et elle doit être bannie des petits ménages où elle absorbe tout le temps de la cuisinière pour des récurages indispensables ; pourtant il faut aussi toujours quelques pièces de batterie de cuisine en cuivre, tels que poêlons et bassines à confitures (non étamés) et plats à gratins.

La batterie de cuisine en terre est excellente à condition de ne pas être trop mince, car alors les mets s'attachent et se brûlent facilement ; il faut aussi avoir soin de ne pas la heurter avec force, car elle se fêle et, tout en pouvant continuer à rendre service, communique un goût désagréable aux aliments.

Pour le bouillon, la marmite en terre est préférable à n'importe quelle autre batterie.

Les batteries de cuisine en fer étamé ou en émail sont également bonnes, mais il ne faut pas les placer sur des feux trop vifs ; sinon, à cause de leur peu d'épaisseur, elles laissent facilement brûler les mets ; de plus l'étamage ou l'émail s'ôtent.

Nettoyage des batteries de cuisine. — Les batteries de cuisine en cuivre se nettoyent à l'extérieur avec du sable, du grès ou de la cendre mélangée à un peu de vinaigre, à l'intérieur avec de l'eau chaude mêlée d'un peu de carbonate de soude (nommée vulgairement *cristaux*) : il faut commencer par l'intérieur, puis le rincer, le sécher, et le présenter à la chaleur du fourneau pour qu'il ne reste aucune trace d'humidité; alors, on s'occupe du récurage de l'extérieur, au sable d'abord, et si l'on veut donner ensuite plus de brillant, à l'eau de cuivre et au tripoli. Il existe également des eaux et des pâtes ainsi que des poudres de tous les genres, les unes sont à base d'acide et le brillant se ternit vite; les autres, à base d'huile, de graisse, ou d'essences, sont bonnes à employer, mais seulement au point de vue du *brillant*, car le nettoyage doit être fait au sable.

La batterie de cuisine en fer, en étain, en fer-blanc étamé se nettoie également avec du sable et de l'eau à l'extérieur et à l'intérieur; on emploie maintenant un savon dit savon minéral qui n'est que du sable préparé avec du carbonate de soude.

Brûlage des casseroles. — Il arrive souvent que l'intérieur des casseroles présente des restes d'aliments brûlés ou attachés; il faut les remplir d'eau bouillante avec un peu de carbonate de soude et laisser ainsi un jour ou deux, si cela est nécessaire, et ne se servir d'un couteau, pour gratter ou détacher ces croûtes, qu'en cas indispensables; l'usage du couteau altère l'étamage ou l'émail, et ne peut être employé que pour la batterie de cuisine de fer pur ou de terre.

Voici les plus indispensables pièces d'une batterie de cuisine; quant à leur grandeur, elle dépend du nombre de personnes qui composent la famille, mais, en général, il faut commencer à un litre de capacité.

Aiguilles à larder.
Balai de chiendent.
Balai de crin.
Balance et poids.
Baquet en zinc.
Bassine à confitures (en cuivre non étamé).
Bidon à huile.
Boîte à asperges.
Boîte à épices.
Boîte à sel.
Boîte à lait.
Bouillotes (trois grandeurs différentes).
Broc.
Brosses à chaussures.
Brosses à évier (en chiendent),
Buffet de cuisine,
Casserole (six grandeurs),
Casserole en cuivre (une au moins),
Casserole en fonte émaillée (une au moins),
Chaise. Marchepied,
Ciseaux,
Ciseaux-mouchettes (pour les lampes),
Coquille (en fer),
Couperet,
Couvercle de tôle à rebords (pour feu au-dessus),
Couverts d'étain,
Couteau à découper,
Couteau pointu,
Cuiller de bois,
Cuiller à arroser,
Cuiller à pot,
Écumoir (en fonte émaillée),
Entonnoir,

Fers à repasser,
Fontaine à filtre,
Fourneau,
Fouette-œufs (mécanique),
Garde-manger,
Grils,
Hachette,
Hachoir,
Lavette en fil,
Marmite (en terre),
Moule uni (pour crème),
Marteau et pilon,
Passoire à bouillon,
    —   à légumes,
Pelle à charbon,
Pincettes,
Planche à couteaux,
Planche à hacher,
Plumeau,
Poêle à frire,
Poissonnière,
Plat en cuivre étamé (rond),
    —   —   (long),
Râpe,
Ratelier à vaisselle,
Rôtissoire,
Rouleau à pâtisserie,
Seau à charbon,
Table,
Tamis (deux grosseurs).
Tire-bouchon,
Tourne-broche.
Il ne s'agit ici, bien entendu, que du strict in-

dispensable, auquel chacun peut ajouter, suivant ses nécessités, ses habitudes ou ses fantaisies, car telle personne fait le café elle-même à table qui veut une cafetière d'argent et telle autre le fait faire à la cuisine dans une cafetière en terre! De même pour le chocolat : en France, on le confectionne dans une casserole avec une cuiller, et en Espagne dans une chocolatière avec un moussoir.

Battre en neige (*Voir* à *Fouetter en mousse*).

Baveux, Baveuse. — Nom donné à tout mets peu cuit, légèrement gluant ou coulant; s'emploie surtout pour désigner les préparations d'œufs, ex. : une omelette bien baveuse.

Beurre manié. — Boulette de beurre faite de beurre et de farine mêlés ensemble; ces boulettes s'ajoutent, comme liaisons, aux légumes, aux sauces et aux jus.

Beurrer. — Enduire de beurre, intérieurement, un moule ou un plat; il y a deux façons de beurrer, l'une à froid en parsemant le plat de petits boulettes de beurre, ou en l'enduisant ; l'autre en faisant couler du beurre chaud; ce dernier système s'emploie surtout pour les moules.

Blanchir. — Plonger les aliments, quels qu'ils soient, pendant cinq minutes, dans de l'eau bouillante pour les rendre plus tendres avant de commencer la cuisson.

Blancs. — Le blanc de l'œuf; quand on écrit dans une recette « *battez les blancs* », ou « *séparez les blancs* », il s'agit du blanc d'œuf déjà nommé dans cette recette; car fort souvent les blancs s'emploient à part et différemment des jaunes.

Bouillons. — Outre le terme de bouillon donné aux bouillons gras, bouillons maigres, courts-bouillons, on appelle bouillon tout liquide en ébullition.

Donner un bouillon signifie faire bouillir un mets pendant cinq minutes.

Boules à riz. — Boules en fils de fer étamés ; ces boules s'ouvrent en deux de façon à y mettre le riz, les légumes, les pâtes, etc., puis on les referme et les met à cuire dans le liquide voulu, eau ou bouillon, d'où l'on peut, ensuite, les retirer aisément.

Quand on place dans ces boules du riz ou des pâtes, il faut tenir compte du gonflement qui se produira, et ne pas les remplir tout à fait.

Boulé. (*Voir* à *Cuites du sucre*, pag. 173.)

Bouteille ayant contenu de l'huile. — Pour nettoyer une bouteille ayant contenu de l'huile, le mieux est d'y jeter du marc de café encore tiède ; secouer fortement pendant dix minutes, rincer à l'eau tiède, puis à l'eau froide ; recommencer avec un autre marc si l'opération n'a pas bien réussi la première fois.

On peut également employer le carbonate de soude.

Bouquet garni. — Branches de persil, une feuille de laurier et un brin de thym.

Buisson (*dresser en*). — Disposer un plat en forme de pyramide.

On dresse en buisson les écrevisses, les croquettes, les beignets, les fritures...

Cafetière. — Chaque personne a plus ou moins

sa manière spéciale de préparer le café, ce n'est donc que des conseils utiles à tous :

1° Rincer la cafetière à l'eau bouillante.

2° Moudre chaque fois le café que l'on veut employer.

3° Placer au fond du filtre de la cafetière un rond de flanelle blanche, pour empêcher toute poussière de passer.

Canapé. — Aliment que l'on sert en forme de coussin rembourré.

On appelle également *canapé* des tranches de mie de pain grillées, ou frites dans du beurre que l'on pose en rond au fond d'un plat.

Cassé. (*Voir* à *Cuites du sucre*, pag. 173.)

Chapelure. — Mie de pain râpée et pilée ; la chapelure brune se fait avec la croûte du pain, et la chapelure blanche avec la mie de pain rassis.

Clarifications. — On appelle clarifier un liquide, le rendre clair et transparent quand il est trouble et épais.

On ne clarifie que les bouillons, les gelées et les sirops.

Pour clarifier un bouillon, ou les gelées grasses, on verse dedans un peu de viande crue (sans graisse, ni peaux, ni os) hachée et délayée avec un œuf battu dans un peu d'eau.

Pour clarifier les gelées au sucre, on mêle un blanc d'œuf battu et quelques gouttes de citron.

On fait bouillir, l'on écume et on passe le liquide.

Pour clarifier le sirop, on le fait bouillir lentement avec la chair d'un citron sans zeste ni pépins.

Conservation du pain. — Si l'on veut

conserver du pain rassis sans qu'il soit trop dur, il faut l'envelopper dans une serviette propre, et en été, à cause de la chaleur, dans un linge épais.

Croûtons. — Débris de mie de pain passés au beurre et sautés dans une poêle jusqu'à ce qu'ils deviennent blonds et croquants.

Coulis. — Préparation faite d'avance, et destinée à rendre certains jus ou certaines sauces plus épais et plus savoureux.

Le coulis est en général un consommé préparé à l'aide de divers ingrédients, réduits et passés ; on le garde dans un pot de porcelaine à couvercle.

Couvercle à braise, ou fer à glacer. — Plaque en tôle, garnie d'un rebord plat et munie d'un manche de fer, terminé par une poignée de bois.

Cette plaque sert à dorer, glacer et gratiner les mets qu'il faut cuire avec feu dessous et dessus ; il faut d'abord la chauffer, puis la garnir de braise bien enflammée.

Cuisson. — Le liquide où un mets a cuit ; s'emploie souvent pour faire la sauce de ce même mets.

Débrider. — Couper et enlever les morceaux de ficelle qui ont servi à attacher une pièce quelconque.

Dégorger. — Placer un aliment quelconque, viande, poisson, légume ou fruits, dans de l'eau chaude ou froide, pendant un temps déterminé, pour attendrir, blanchir ou adoucir.

Dégraisser. — Oter la partie grasse d'un aliment soit à froid, par exemple, viande crue, ou cuite puis refroidie ; soit à chaud, en ôtant à l'aide d'une cuiller la graisse qui est au-dessus.

Pour bien dégraisser un bouillon, le mieux est de laisser la graisse se figer, on l'enlève alors facilement ; mais quand on veut le dégraisser chaud, il faut en verser une certaine quantité, puis penchant doucement le récipient vers un autre récipient, souffler sur le bouillon afin que la partie grasse touche la première, et ce qui reste se trouve absolument pur.

Démouler. — Faire sortir un mets d'un moule.

On démoule :

En trempant le moule dans de l'eau chaude,

— En ouvrant le moule en deux,

— En le renversant sur un plat ou un compotier.

Dessaler. — Rendre un aliment moins salé, en le laissant dégorger dans de l'eau froide, ou en le trempant dans de l'eau chaude.

Dessécher. — On dessèche une pâte ou une confiture, en la mettant sur feu vif, et en la tournant à l'aide d'une cuiller en bois, jusqu'à ce qu'elle ait atteint le degré voulu.

Désosser. — Oter les os d'une viande soit crue soit cuite.

Durcir. (*Voir* à *Dessécher*.)

On emploie aussi ce terme pour les œufs que l'on fait cuire longtemps.

Eau blanche. — Mélange d'eau, de farine, vinaigre, oignons, sel et bouquet, où l'on faît cuire les aliments qui sont blancs et doivent rester tels, par exemple les salsifis, cardons, ou la tête de veau, pieds de veau, etc.

Ebarber. — Couper les barbes d'un poisson avec des ciseaux.

Ebullition. — Terme donné à l'eau qui boût.

Ecailler. — Enlever les écailles d'un poisson en le râclant à l'aide d'un couteau.

Ecumoire. — Cuiller plate et ronde percée de petits trous et terminée par un manche ; ustensile indispensable pour enlever un mets d'un liquide et le laisser égoutter.

Les écumoires à confitures sont en cuivre rouge non étamé.

Embrocher. — Traverser d'une broche une pièce quelconque ; on embroche ordinairement dans le sens de la longueur de la pièce.

Epépiner. — Oter les pépins d'un fruit.

Etouffée (Cuisine à l'). — Cuire un mets dans un vase absolument fermé afin d'empêcher l'évaporation.

Evaporer. — *Voir* à *Dessécher*.

Le terme d'évaporer s'emploie pour les liquides.

Evier. — La pierre d'évier exige une grande propreté, elle doit être lavée et frottée avec une brosse toutes les fois que l'on s'en est servi ; il faut également chaque jour la savonner au savon noir, et, si elle l'exige, la laver à l'esprit de sel qui lui rendra sa netteté première, en ayant soin de bien rincer ensuite.

Faire prendre. — Terme donné à l'action de mettre un liquide chaud au frais pour qu'il épaississe, tel que les gelées, les crèmes.

Farce, farcir. — Chair pilée et assaisonnée dont on se sert pour remplir les volailles, les pâtés, etc.

Ferme (pâte). — Une pâte sèche et assez serrée pour se tenir debout.

Filé. (*Voir* à *Cuites du sucre*, pag. 173.)

Foncer. — Garnir un moule ou une casserole.

Fondre. — Mettre un aliment ou un ingrédient solide dans une casserole, sur feu doux, pour le rendre liquide ;

On met également à fondre dans de l'eau chaude, dans de l'eau tiède, ou au bain-marie.

Fontaine. — Nom donné, en cuisine, au creux que l'on fait au milieu d'un tas de farine, de façon à verser dans ce creux les œufs, le lait, ou l'eau, pour que ces ingrédients y restent sans s'échapper, afin de les mêler peu à peu.

Fouettes en mousse. — Battre une préparation liquide avec un fouet de cuisine, soit pour remuer différents ingrédients, soit pour mousser la préparation, jusqu'à ce qu'elle soit légère et mousseuse comme la mousse de savon.

Fouets de cuisine. — Cet ustensile sert à battre les préparations que l'on veut faire mousser, telles que le lait, les œufs, les crèmes, etc. ; on se sert de fouets en fil de fer, mais maintenant on en fabrique avec des manivelles très simples et qui, tournant avec une grande rapidité, diminuent le travail de moitié.

Fourneaux. — On peut faire la cuisine indistinctement avec n'importe quel système de chauffage, car chacun d'eux offre ses inconvénients et ses avantages.

Le chauffage au charbon de bois est plus lent, et répand autant de cendre que de fumée ; en outre, en hiver, si les fenêtres sont fermées, il donne des maux de tête; mais les plats sont mijotés forcément à cause de la lenteur même du feu; enfin, c'est le système qui offre le moins de risques d'incendie.

Les fourneaux économiques au coke ou au charbon de terre sont propres, présentent une surface large fort commode, ainsi que par leur construction un récipient d'eau chaude très utile, et un four non moins utile; mais ils sont difficiles à allumer et sujets à s'éteindre sans une surveillance constante; en été, ils donnent une chaleur insoutenable, et le rôti au four étant loin de valoir le rôti à la broche, il faut absolument, pour les rôtissages, se servir d'une coquille.

La cuisine au gaz tend à se développer de plus en plus à cause de sa propreté, de la rapidité et promptitude de son usage, enfin de l'exiguïté d'espace qu'elle demande, mais elle présente les mêmes inconvénients que la cuisine au charbon de terre pour le rôti; car les rôtis au gaz, malgré les perfectionnements qu'on y apporte, sont rassis, desséchés et souvent d'un goût douteux; — il faut, dans la cuisine au gaz, une chaleur très modérée, car cette chaleur, ne diminuant pas, brûle souvent les mets.

Fourniture. — Terme général donné à toutes les fines herbes qui accompagnent la salade, c'est ordinairement le cerfeuil, le persil et l'estragon; mais, suivant le gré des personnes, on peut y ajouter la ciboule, la pimprenelle et les capucines.

Frapper. — Terme donné à la manière de glacer les liquides; on pile de la glace et on en enterre la bouteille ou l'ustensile que l'on veut glacer.

Frémir, faire frémir. —Bouillir lentement un liquide.

Garde-manger. — Sorte de cage en fils de fer, portant à l'intérieur des planchettes, afin d'y mettre les objets que l'on veut conserver à l'air.

Il faut qu'un garde-manger soit placé au nord et dans un courant d'air; s'il est à découvert, il faut le recouvrir, sur le haut, d'une planchette ou d'une toile cirée pour le protéger de la pluie.

En été, le garde-manger est de petite utilité, car l'air chaud gâte autant que le soleil, et en ce cas il ne peut servir que pendant la nuit; le jour, il faut mettre à l'ombre dans un endroit frais ce que l'on désire abriter. (*Voir* à *Glacières.*)

Glacière. — On fait maintenant des petits bahuts, sortes d'armoires excessivement utiles. Cet objet n'est ni encombrant ni coûteux, et avec une minime quantité de glace placée dans un compartiment préparé à cet effet, on peut conserver le lait, les œufs, les volailles, etc., etc. ; de plus, par les chaleurs, on a toujours l'eau, le vin et la bière d'une grande fraîcheur.

Gélatine. — Colle de pieds de veau transparente employée pour les gelées, crèmes.

Godiveau. — Boulettes formées d'un hachis de viandes blanches préparées spécialement et avec lesquelles on garnit les tourtes, les vol-au-vent, et parfois les potages.

Graisser. — *Voir* à *Beurrer*.

Hacher. — Couper en petits morceaux.

On dit : *hacher menu* ou *hacher très fin*.

Hors-d'œuvre. — Nom donné à certains plats froids, peu substantiels, servis au commencement des repas, tels que les radis, anchois, sardines, etc., etc.

Lavage de la vaisselle. — Il faut d'abord enlever, de sur les plats, les assiettes et les ustensiles, les débris qui y sont adhérents, puis laver la vaisselle à grande eau, le plus chaude possible ; cette eau doit être versée par petites quantités, afin de la renouveler souvent, car rien n'est plus sale que ces nettoyages dans une eau gluante de graisse et de crasse ; on peut ensuite, pour obtenir une vaisselle bien nette, la rincer à l'eau froide, puis la sécher ; quant au carbonate de soude mêlé à l'eau, il faut s'en servir le moins possible, car, en dépit des recommandations, les cuisinières négligent souvent le rinçage à l'eau claire, et en prenant ses aliments on absorbe le carbonate resté sur les assiettes.

On se sert, pour laver la vaisselle, d'un gros pinceau en fils ou d'un chiffon blanc ; l'un comme l'autre doivent être très propres, et chaque jour savonnés au savon noir et à l'eau bouillante.

Les tasses, assiettes à dessert, porcelaines fines et cristaux se lavent à l'eau froide.

On ne lave pas les couteaux, il suffit de les essuyer avec un torchon humide, puis de les frotter sur la planche à couteaux avec de la poussière de brique anglaise.

Laisser glacer. — Réduire complètement un jus ou un bouillon pour l'épaissir.

Lèche-frite. — Plat creux que l'on met sous

les rôtis pour recevoir le jus et la graisse qui en découlent et dont on les arrose.

On emploie souvent le jus d'une lèche-frite pour une sauce.

Liaison. — Il y a plusieurs sortes de liaisons, mais voici les plus simples employées dans la cuisine des malades et des convalescents.

Liaison à l'œuf. — Prendre un œuf frais, en délayer le jaune dans une petite tasse et verser lentement, en tournant, dans le bouillon et la sauce, sans faire bouillir.

Liaison au beurre. — Mettre dans une tasse une cuillerée de beurre et une cuillerée de farine, mêler et piler ensemble ; puis ajouter au mets que l'on désire lier.

Macérer, macération. — Mettre des fruits à infuser dans de l'alcool et dans leur jus.

Manier du beurre. (*Voir* à *Beurre manié*.)

Marinade, mariner. — Marinade froide : mettre pendant un temps déterminé, plus ou moins long, mais ordinairement deux jours, de la viande ou du poisson dans de l'huile, vinaigre, sel, poivre, aromates, citron et feuilles de laurier.

Marinade chaude : vinaigre, eau, carottes, oignons, sel, poivre et aromates.

Cette marinade se fait bouillir pendant un quart d'heure avant de s'en servir.

Mijoter. — Cuire lentement, à très petit feu, et à une très douce ébullition.

Mortier. — Vase creux en marbre ou bois, pour broyer toutes les matières que l'on veut dissoudre.

Le pilon est ordinairement en buis.

Mortifier. — On appelle mortifier les viandes, les battre afin de les rendre plus tendres.

Mouiller. — Couvrir un aliment en cuisson de la quantité d'eau ou de bouillon nécessaire.

On mouille peu à peu, par petites quantités, ou bien tout d'une fois, en commençant la préparation.

Moules à crème. — Les moules à crème et les moules à charlotte sont en cuivre, étamés, au dedans absolument unis, sans dessins, ni côtes, ni moulures.

Nettoyage des batteries de cuisine. — (*Voir* les *Batteries de cuisine*).

Nettoyage des couteaux. — Essuyer les couteaux avec un linge sec, ou, si les couteaux sont par trop sales, avec un torchon humide d'eau chaude, mais ne jamais tremper les couteaux dans de l'eau ; ensuite on frotte les couteaux sur une planche recouverte d'un cuir sur lequel on a râpé un peu de brique anglaise.

Nettoyage des fourneaux. — Il faut, pour le nettoyage des fourneaux, avoir des papiers, des chiffons, un vieux balai, du papier émeri, de l'eau de cuivre.

On commence par balayer les cendres ; puis, avec des papiers souples ou des vieux chiffons, on enlève la partie grasse en changeant le linge de côté et frottant ; s'il s'agit d'un fourneau de faïence, on lave à l'eau chaude les carreaux de faïence ; quant à la partie de fer ou tôle, il n'y a qu'à l'essuyer consciencieusement.

Les fourneaux de fer se frottent aussi avec du papier et des vieux chiffons ; s'il y a des taches de rouille, on les enlève avec du papier émeri, ensuite les cuivres sont nettoyés au tripoli.

Panier à salade. — Cage en fil de fer étamé où l'on place la salade pour l'égoutter et la secouer après l'avoir lavée.

Nota. — Le panier à salade, sous peine d'être plein de poussière et difficile à nettoyer, doit être gardé dans une armoire, le mieux est, en guise de cet ustensile, d'employer chaque fois un torchon parfaitement propre ; on y met la salade, puis, réunissant dans la main les quatre pointes du torchon, on secoue de haut en bas, la salade reste parfaitement sèche et propre.

Papillotte. — Papier blanc largement beurré ou huilé, dont on se sert pour envelopper les côtelettes, les tranches de saucisson ou les petits poissons délicats que l'on veut griller sans les abîmer ; en ayant soin de rabattre et fermer les bords, comme une *papillotte* de cheveux.

Paner. — Tremper l'aliment dans de l'huile ou du beurre dissous, et le rouler ensuite dans de la mie de pain pilée et râpée, qu'on nomme aussi chapelure.

Passer. — Action de passer un mets ou un liquide en préparation à travers une étamine, une serviette, une claie, un tamis, ou une passoire.

Passoires. — Il faut aussi, dans chaque cuisine, trois passoires de différentes grosseurs ; la plus fine est réservée au bouillon, les passoires sont d'un usage indispensable pour égoutter les différentes préparations. On peut employer indistinctement les passoires en fer blanc ou en fonte émaillée, ainsi que les passoires à toile métallique. (*Voir* à *Tamis.*)

Pâte. — La réunion de différents éléments qui doivent se réunir et former un tout.

Pèse-sirop. — Thermomètre servant à connaître l'épaisseur et le degré de cuisson du sirop ; ustensile très commode et peu coûteux, qu'on a tort de négliger dans beaucoup de cuisines.

Piquer la viande (façon de). — On appelle piquer une viande la traverser de morceaux de lard ; pour cela on coupe le lard en petites bandes de la longueur d'un doigt, et d'un centimètre d'épaisseur, puis enfiler chaque bande dans une aiguille à larder (*Voir* à ce mot) et, piquant la viande avec l'aiguille, la retirer par l'autre côté, de façon à ce que la viande soit traversée par le lard, dont les deux bouts doivent dépasser.

Plaque. — Morceau de tôle unie qui sert, en pâtisserie, à y étendre ce que l'on veut faire cuire ou sécher au four.

Plats à gratin. — Plats en cuivre étamé pour y faire gratiner les poissons, légumes, etc., etc. Il existe également des plats à gratin en fonte émaillée, mais ils sont sujets à brûler les aliments, difficiles à bien nettoyer, et, en les mettant sur un feu vif, on s'expose à voir l'émail sauter par petits morceaux. Il faut que les plats à gratins soient très brillants et parfaitement étamés.

Plonger. — Tremper un aliment dans un liquide qui le couvre, par exemple, plonger un beignet dans de la friture ; le mot plonger indique que le liquide est abondant ; plonger un poisson dans le court-bouillon, plonger la viande dans la marmite.

Poêles. — Les meilleures poêles sont en fer, minces et légères; il faut en avoir au moins deux, l'une plate, pour les omelettes et qui ne doit servir qu'à cet usage, l'autre profonde, pour les fritures.

Il ne faut jamais laver les poêles, mais simplement les frotter d'abord avec un papier, et ensuite avec un linge.

Poids et mesures. — L'ancienne livre équivaut à 500 grammes, il faut donc deux livres pour faire un kilog.

L'once vaut 30 grammes.

Un litre d'eau ou de jus quelconque, gras ou sucré, pèse un kilog.

Trois cuillerées de sucre en poudre valent cent grammes.

Quatre cuillerées de farine valent cent grammes.

Six cuillerées de liquide valent un décilitre.

Par cuillerée, on entend la cuiller à soupe, dite aussi cuiller à bouche.

Piler. — Écraser dans un mortier à l'aide d'un pilon.

Poissonnière. — Nom donné à des casseroles longues et étroites, qui renferment une grille mobile; on place le poisson sur cette grille qui s'enlève facilement de manière à sortir le poisson de la poissonnière, quand il est cuit, sans l'abîmer: ces poissonnières ne servent que pour le poisson cuit au court-bouillon.

Purée. — On appelle réduire en purée n'importe quel mets, cassé, pilé et passé.

Rafraîchir. — Passer à l'eau froide, après les avoir sortis de l'eau chaude et laissés égoutter, les viandes, légumes, fruits ou poissons.

Râpes. — Ustensile légèrement bombé et percé de trous saillants sur lesquels on frotte l'objet que l'on veut réduire en miettes ou en poudre grossière, tel que le pain, le fromage.

Il faut une râpe spéciale pour les râpes de citrons et d'oranges.

On lave les râpes en les trempant dans de l'eau chaude et en les frottant avec une brosse de chiendent.

Refroidir (*faire*). — Action de laisser refroidir un mets terminé ou en préparation, soit en le plaçant à l'air ou dans la glace.

Nota. — Il ne faut jamais rien laisser refroidir dans une casserole en cuivre, étamée ou non ; cela est très dangereux et provoque des empoisonnements.

Remuer. — Se servir d'une cuiller, d'une fourchette ou d'une spatule pour agiter ou mélanger un mets ; suivant les circonstances, on remue vivement ou doucement ; souvent aussi on remue en agitant la casserole par la queue, afin de ne pas briser le mets en préparation.

Renverser. — Tourner sens dessus dessous, et ordinairement sur un plat, un mets moulé.

Revenir, faire revenir. — Fondre du beurre, de l'huile ou saindoux dans une poêle ou une casserole, afin de dorer les viandes, poissons ou légumes, en les tournant afin qu'ils prennent une belle couleur rousse.

On fait aussi revenir les viandes et les volailles très grasses, sans beurre, ni huile, ni saindoux, par la seule action de leur propre graisse ; cela exige de l'attention pour tourner et sauter sans cesse, afin de ne pas laisser l'aliment s'attacher et brûler.

Rissoler. — Action qui consiste à mettre une viande (ordinairement déjà cuite) à un feu très vif pour que la surface devienne sèche et croquante.

Rôtissoire (vulgairement nommée *cuisinière*). — Se compose d'une coquille en tôle munie d'une broche, qui se place devant une autre coquille en tôle où l'on met le charbon.

Pour obtenir un bon rôti, il faut le tourner sans cesse, à moins que l'on ne possède une rôtissoire à mouvement mécanique.

Rouleaux à pâtisserie. — Bâton court et rond en bois, parfaitement lisse, de trois à cinq centimètres d'épaisseur, et de quarante à cinquante centimètres de longueur, qui s'emploie pour aplatir les viandes ou les pâtes à pâtisserie.

Tables de cuisine. — Les tables de cuisine doivent être massives et lourdes afin de ne pas branler quand on travaille dessus ; le mieux est de les choisir en bois blanc non verni, afin de les laver souvent ; en outre, il faut les couvrir d'une toile cirée ou d'un linge.

Tamis. — Le tamis est la plus fine des passoires ; il ne s'emploie que pour les crèmes et les confitures; du reste, le tamis réservé à cet usage ne doit jamais tamiser aucun corps gras.

Tourtière . — Ustensile en tôle, de forme ronde, avec un petit rebord, pour la cuisson des tartes .

Travailler. — Mêler, à l'aide d'une cuiller, d'une fourchette, d'un fouette-œufs, ou de la main, les pâtes, sauces, liaisons, soit pour bien réunir les différents ingrédients, soit pour donner un goût plus fin.

Zeste. — La peau des oranges, citrons et mandarines.

V

———

Poitiers. — Imprimerie BLAIS, ROY et Cie. — 7, rue Victor-Hugo, 7.